Den Familienalltag meistern mit ME/CFS

Anne Ritschel
Verena Klingen

Den Familienalltag meistern mit ME/CFS

Ein Ratgeber für erkrankte Eltern
und ihre Familien

hogrefe

Anne Ritschel, M.A., geb. 1988. 2008-2014 Studium der Sozialpädagogik sowie Psychosoziale Beratung und Mediation in Düsseldorf und Mönchengladbach. 2014-2020 Weiterbildung zur Kinder- und Jugendlichenpsychotherapeutin (Schwerpunkt Verhaltenstherapie) an der Universitätsklinik Köln. Ab 2016 Wissenschaftliche Mitarbeiterin in Forschung, Lehre und Psychotherapie am Lehrstuhl für Psychologie und Psychotherapie in Heilpädagogik und Rehabilitation der Universität zu Köln. Seit 2022 an ME/CFS erkrankt, aktuell berentet.

Verena Klingen, Dipl.-Sozialpäd., geb. 1979. 2002-2006 Studium der Sozialpädagogik/Sozialarbeit in Mönchengladbach. 2013-2016 Weiterbildung in Systemischer Beratung und Therapie bei der Rheinischen Gesellschaft für Systemische Therapie, Viersen. 2006-2013 Tätigkeit in unterschiedlichen Institutionen der Kinder- und Jugendhilfe, seit 2013 angestellt in einer Familienberatungsstelle. Seit 2022 an ME/CFS erkrankt, berentet.

Bibliografische Information der Deutschen Nationalbibliothek
Die Deutsche Nationalbibliothek verzeichnet diese Publikation in der Deutschen Nationalbibliografie; detaillierte bibliografische Daten sind im Internet über http://dnb.dnb.de abrufbar.

Hogrefe Verlag GmbH & Co. KG
Merkelstraße 3
37085 Göttingen
Deutschland
Tel. +49 551 999 50 0
info@hogrefe.de
www.hogrefe.de

Umschlagabbildung: © stock.adobe.com / Syda Productions
Satz: Franzsika Stolz, Hogrefe Verlag GmbH & Co. KG, Göttingen
Druck: AZ Druck und Datentechnik, Kempten
Printed in Germany

1. Auflage 2026

(E-Book-ISBN [PDF] 978-3-8409-3370-7; E-Book-ISBN [EPUB] 978-3-8444-3370-8)
ISBN 978-3-8017-3370-4
https://doi.org/10.1026/03370-000

Inhaltsverzeichnis

Vorwort

Elternschaft ist eine bereichernde, aber auch herausfordernde Aufgabe. Sie erfordert von den Eltern immer wieder körperliche und emotionale Präsenz, Struktur und Flexibilität. Doch was geschieht, wenn eine schwere chronische Erkrankung den Alltag eines Elternteils bestimmt? Wenn selbst einfache Tätigkeiten zur Belastung werden und die verfügbare Energie nicht ausreicht, um den gewohnten Anforderungen gerecht zu werden? Wenn jede Überlastung zu einer massiven Zustandsverschlechterung führen kann?

Seit der Covid-19-Pandemie sind wir, die Autorinnen dieses Ratgebers, selbst von der neuroimmunologischen Erkrankung ME/CFS (Myalgische Enzephalomyelitis/Chronisches Fatigue Syndrom) betroffen. Vorher haben wir in unserem Arbeitsalltag als systemische Familientherapeutin und Kinder- und Jugendlichenpsychotherapeutin Familien dabei unterstützt, eine Umgebung zu schaffen, in der Kinder und Jugendliche gesund groß werden können. Mit der Erkrankung ging es uns wie vielen anderen der vorwiegend jüngeren, weiblichen Betroffenen: Wir standen vor der Herausforderung, unsere eigenen Kinder trotz geringer Belastbarkeit im Alltag zu begleiten und ihnen zu helfen, einen Umgang mit der Erkrankung zu finden. Weil wir dabei Höhen und Tiefen erlebt haben und es bisher keine Literatur zu Elternschaft für ME/CFS-erkrankte Eltern gibt, möchten wir anderen Betroffenen und ihren Angehörigen gerne Wissen und Strategien an die Hand geben, die sie in ihrem Familienalltag nutzen können. Dabei greifen wir auf systemische und verhaltenstherapeutische Grundlagen zurück und verknüpfen sie mit dem aktuellen Forschungsstand zu ME/CFS und Pacing sowie unseren eigenen Erfahrungen als Betroffene.

Dieses Buch richtet sich neben erkrankten Eltern und Angehörigen auch an pädagogische und psychologische Fachkräfte. Es vermittelt wissenschaftlich fundierte Informationen über ME/CFS, gibt praxisnahe Anleitungen für den Umgang mit der Erkrankung und zeigt Bewältigungsstrategien für den Familienalltag auf. Zentrale Themen sind:

- Was ist ME/CFS wirklich – und warum ist es so wichtig, Pacing zu beherrschen?
- Wie können Kinder unterstützt werden, wenn ein Elternteil erkrankt ist?

- Welche Möglichkeiten gibt es, trotz der Erkrankung die eigene psychische Widerstandskraft zu stärken?
- Wie kann die Paarbeziehung stabil bleiben, wenn das Leben sich radikal verändert?
- Wie können soziale Netzwerke zur Alltagsbewältigung genutzt werden?

Dieser Ratgeber soll betroffenen Eltern und ihren Familien Orientierung bieten und Fachkräften dabei helfen, die Herausforderungen von ME/CFS in der Elternschaft besser zu verstehen und adäquate Unterstützung anzubieten. Wir hoffen, dass dieses Buch Ihnen wertvolle Impulse liefert und dazu beiträgt, den Alltag mit ME/CFS bewältigbarer zu gestalten.

Zwei wichtige Hinweise: Wir sind uns bewusst, dass ein großer Teil der ME/CFS-Erkrankten in den schwierigsten Krankheitsphasen nicht in der Lage sein wird, den Ratgeber selbst zu lesen. Für diejenigen, denen die Texte zu lang sind, findet sich zu Beginn jeden Kapitels eine kurze Zusammenfassung. Damit können Sie einfacher nur die Passagen auswählen, die Ihnen besonders wichtig erscheinen. Der Ratgeber kann alternativ auch von anderen Familienmitgliedern gelesen werden oder von Personen, die die Familie unterstützen. Achten Sie als Betroffene auch beim Lesen dieses Buchs auf Ihre individuellen Belastungsgrenzen.

Wenn Hinweise für die eigene Lebenssituation und Stärke der Symptome nicht passen, dürfen sie gerne ignoriert werden. Weil ME/CFS so unterschiedlich stark ausgeprägt sein kann, ist es unmöglich, pauschale Tipps zu geben, die von allen Betroffenen umgesetzt werden können. Was für eine moderat betroffene Person gut möglich sein kann, ist für eine schwer betroffene, bettgebundene Person vielleicht aktuell unmöglich. Wir sind uns dieser großen Bandbreite bewusst und geben deshalb immer wieder unterschiedliche Anregungen für verschiedene Schweregrade. Unser Ratgeber versteht sich wie ein bunter Blumenstrauß, aus dem einzelne Blumen ausgewählt werden können. Wichtig ist nicht, alle Tipps umzusetzen, sondern diejenigen zu finden, die das eigene Familienleben vereinfachen und dabei helfen, dass es den Familienmitgliedern so gut wie möglich geht. Deshalb finden Sie immer wieder Anregungen, darüber nachzudenken, wie sich das Gelesene bei Ihnen gestaltet oder wie Sie eine Strategie umsetzen können. Nehmen Sie sich gerne zwischendurch immer wieder Zeit, um festzuhalten, was Sie nutzen möchten. Schauen Sie auf die Stärken Ihrer Familie und überlegen Sie, was Ihnen in anderen Krisen gut geholfen hat. Oft lassen sich hieraus gute Anregungen auch für die aktuelle Belastungssituation adaptieren. Wichtig ist anzuerkennen, dass jede familiäre Situation individuell ist und jedes familiäre System und seine Mitglieder ganz eigene Ressourcen mitbringen, die wertvoll sein können, um die aktuelle Krise zu bewältigen. An alle alleinerziehenden Erkrankten: Wir wissen, dass Sie in Ihrer Situation sehr viel allein stemmen müssen. Nutzen Sie besonders die Kapitel 4 „Auf sich selbst achtgeben“ und 6 „Netzwerke nutzen“, um die passenden Strategien für sich und Ihre Kinder zu finden.

Dieser Ratgeber soll mehr Sichtbarkeit schaffen für die Herausforderungen, die ME/CFS-erkrankte Eltern, ihre Kinder und Angehörigen jeden Tag bewältigen. Lassen Sie uns gemeinsam herausfinden, wie der Familienalltag unter diesen erschwerten Bedingungen für alle Betroffenen vereinfacht werden kann, damit die Kinder in ihrer Entwicklung unterstützt werden und die Eltern selbst auf sich achten können. Denn neben allen Herausforderungen kann es auch eine Ressource für ME/CFS-Erkrankte sein, Eltern- und Partnerschaft zu leben, wenn sie gemeinsam mit ihrer Familie in dieser schwierigen Zeit Verbundenheit und Sinnhaftigkeit erleben. Wir wünschen viel Erfolg beim Ausprobieren und Pausieren.

Köln und Kempen,
Oktober 2025

Anne Ritschel und
Verena Klingen

1 Das Krankheitsbild ME/CFS

Menschen mit ME/CFS (Myalgische Enzephalomyelitis/Chronisches Fatigue Syndrom) und ihre Familien sind im Alltag mit vielen Herausforderungen konfrontiert. Diese „unsichtbare" Erkrankung ist für viele Außenstehende aber häufig schwer greifbar. Wie kann es sein, dass ein Mensch bei einem Arzttermin mit einem sprechen kann, aber nicht in der Lage ist, einzukaufen oder die Kinder allein zu versorgen? Wieso ist eine erkrankte Person an einem Tag relativ mobil und muss sich danach wochenlang ausruhen und von Reizen abschirmen? Betroffene fragen sich: Wieso kann ich heute nicht aus dem Bett aufstehen, obwohl ich es gestern geschafft habe, in die Küche zu gehen? Kinder von Erkrankten fragen sich: Bin ich schuld daran, dass es Mama heute so schlecht geht? Betroffene selbst, ihre Familien, aber auch Fachkräfte aus dem Gesundheits- und Sozialwesen, die mit betroffenen Familien arbeiten, brauchen in einem ersten Schritt Informationen über das Krankheitsbild, um Missverständnissen vorzubeugen und eine gute Zusammenarbeit zu schaffen. Betroffene, die sich schon gut mit der Erkrankung auskennen, können dieses Kapitel überspringen oder gezielt die Inhalte lesen, die noch neue Erkenntnisse bringen.

1.1 Was ist ME/CFS?

Zusammengefasst

ME/CFS ist eine neuroimmunologische Erkrankung, bei der Betroffene unter einer massiven Erschöpfung leiden (Fatigue) und eine Verstärkung ihrer Symptome erleben, nachdem sie sich kurzzeitig körperlich oder geistig angestrengt haben (Post-Exertionelle Malaise). Zusätzliche Symptome schränken die Leistungsfähigkeit weiter ein.

ME/CFS ist eine Erkrankung, an der mehrere Systeme des Körpers beteiligt sind: Das Gehirn und das Nervensystem, das Immunsystem, das Hormonsystem, die Muskeln und der Zellstoffwechsel (Komaroff & Lipkin, 2021). Die Weltgesundheitsorganisation (WHO) zählt ME/CFS wegen der

Funktionsstörungen des Nervensystems zu den neurologischen Erkrankungen. Betroffene leiden unter einer massiven körperlichen, geistigen und/oder seelischen *Erschöpfung,* die als *Fatigue* bezeichnet wird. Diese Erschöpfung ist deutlich intensiver ausgeprägt als eine alltägliche Müdigkeit, die auch gesunde Menschen gelegentlich spüren. Sie steht nicht im Verhältnis zu vorherigen Anstrengungen und kann durch Schlaf nicht aufgelöst werden (Renz-Polster & Scheibenbogen, 2022).

Fatigue zählt zu den häufigsten Symptomen, wegen denen sich Betroffene in einer hausärztlichen Praxis vorstellen. Deshalb ist es wichtig, über eine Differenzialdiagnostik abzuklären, ob eine andere Krankheit die Symptome erklären könnte. Denn anders als z. B. bei Fatigue im Zuge einer Krebserkrankung leiden ME/CFS-Erkrankte zusätzlich unter einer *Belastungsintoleranz,* der sogenannten *Post-Exertionellen Malaise* (PEM). Betroffene entwickeln nach körperlichen, geistigen, emotionalen oder sensorischen Belastungen, die früher unproblematisch für sie waren, stärkere Symptome und werden noch weniger belastbar. Häufig tritt diese Verschlechterung des Zustandes zeitlich verzögert 12 bis 72 Stunden nach der Belastung ein (Grach et al., 2023). Das macht es für die Betroffenen schwierig einzuschätzen, ob eine Aktivität gerade im Rahmen des Möglichen ist oder ihre Belastbarkeit übersteigt. Die Verschlechterung des Zustandes kann mehrere Tage oder Wochen andauern.

ME/CFS-Betroffene leiden neben diesen zwei Hauptsymptomen auch unter einem nicht erholsamen Schlaf. Sie haben häufig kognitive Probleme wie Denkstörungen, geringe Konzentration und ein vermindertes Gedächtnis. Es fällt ihnen z. B. schwer, sich zu merken, was sie gerade tun wollten, ihnen fallen Worte nicht ein, sie erschöpfen beim Lesen kurzer Texte oder beim Schneiden von Lebensmitteln. Diese kognitiven Probleme werden als Brain Fog (Gehirnnebel) bezeichnet. Des Weiteren treten Symptome wie Schwindel, Benommenheit oder Herzklopfen auf, insbesondere dann, wenn Betroffene ihre Liegeposition wechseln oder aufstehen. Diese Störung der Kreislaufregulation wird auch orthostatische Intoleranz genannt (Renz-Polster & Scheibenbogen, 2022). Zum Erkrankungsbild gehören außerdem eine hohe Reizempfindlichkeit, Schwierigkeiten, die Körpertemperatur zu regulieren, erkältungsähnliche Symptome wie geschwollene Lymphknoten oder Halsschmerzen, Muskelschmerzen, Kurzatmigkeit, Herzklopfen oder Schmerzen im Brustkorb, eine Veränderung des Appetits und Störungen der Verdauung.

Eine weitere Besonderheit besteht darin, dass ME/CFS-Erkrankte eine verminderte Muskelkraft haben und die Erholungsfähigkeit der Muskulatur eingeschränkt ist (Jäkel et al., 2021). So können kleinste Anstrengungen bereits zu einer Überlastung führen und es kann mehrere Tage dauern, bis die Muskelkraft wieder vollständig hergestellt ist.

1.2 Wie sieht ME/CFS im Alltag aus?

Zusammengefasst

Bei ME/CFS gibt es unterschiedliche Schweregrade, die von mild bis sehr schwer variieren. 75 % der ME/CFS-Erkrankten sind nicht arbeitsfähig und 25 % sind durchgehend haus- oder bettgebunden. Die Symptomatik schwankt häufig und kann sich mit der Zeit verbessern oder verschlechtern.

ME/CFS kann sehr unterschiedlich ausgeprägt sein mit schwankender Symptomatik. Betroffene fassen ihren Zustand häufig als „tired but wired" („müde aber aufgedreht"; Renz-Polster & Scheibenbogen, 2022) zusammen: Sie fühlen sich auf der einen Seite massiv erschöpft, aber gleichzeitig wie „unter Strom" und innerlich getrieben. Während manchen Erkrankten diese „unsichtbare Krankheit" im Alltag nicht anzumerken ist, leiden andere unter massiven, auch von außen wahrnehmbaren Einschränkungen. Deshalb wird ME/CFS in die Schweregrade mild, moderat, schwer und sehr schwer unterteilt (NICE, 2021). Mild erkrankte Menschen können häufig noch beruflich tätig sein, müssen aber z. B. Arbeitszeiten reduzieren, zu Gunsten ihrer Berufstätigkeit auf Freizeitaktivitäten verzichten oder sich bei der Haushaltsführung unterstützen lassen. Menschen mit moderater ME/CFS sind in der Regel nicht mehr berufstätig und in ihrer Alltagsbewältigung stark eingeschränkt. Sie müssen einfache Aktivitäten außerhalb ihrer Wohnung genau planen, weil diese wegen der Belastungsintoleranz bereits zu einer Symptomverschlechterung führen können. Schwer erkrankte Menschen sind haus- oder bettgebunden, sind sehr empfindlich gegenüber Licht und Geräuschen, leiden unter kognitiven Problemen und brauchen bei einfachen Alltagsaktivitäten wie Duschen und Kochen Unterstützung. Meistens benötigen sie einen Rollstuhl. Schwerst betroffene Menschen sind vollständig bettgebunden und auf externe Unterstützung zur Hygiene und Ernährung angewiesen. Viele Betroffene müssen sich vor Reizen wie Licht, Geräuschen und Gerüchen abschirmen und können nur noch eingeschränkt kommunizieren. Bei der schwersten Ausprägung können Betroffene nicht mehr sprechen und müssen künstlich ernährt werden.

60 bis 75 % der ME/CFS-Erkrankten sind nicht arbeitsfähig und 25 % sind durchgehend haus- oder bettgebunden (Castro-Marrero et al., 2019; Unger et al., 2017; Pendergrast et al., 2016). ME/CFS verläuft in seiner Symptomatik häufig schwankend, sodass die Betroffenen „gute“ Phasen mit leichteren Symptomen und „schlechtere“ Phasen mit intensiven Symptomen haben (Chu et al., 2019). Betroffene können, wenn sie zu intensiven Anforderungen, Infektionen oder Schlafmangel ausgesetzt waren, eine Zustandsverschlechterung mit niedrigerem Funktionsniveau entwickeln. Diese kann dann auch für einen längeren Zeitraum anhalten. Genauso ist es möglich, dass sich die Symptomatik durch ein passendes Energie-Management verbessert und die Person einen leichteren Schweregrad entwickelt.

Der Alltag mit ME/CFS gestaltet sich für die Betroffenen belastender und einschränkender als bei anderen chronischen Erkrankungen wie Diabetes mellitus, Depression, Multiple Sklerose und Krebs (Kingdon et al., 2018; Nacul et al., 2011; Komaroff et al., 1996). Als Folge dieser Beeinträchtigung der Lebensqualität entwickeln viele ME/CFS-Erkrankte zusätzlich im Verlauf ihrer Erkrankung psychische Auffälligkeiten (Komaroff & Lipkin, 2021). Insgesamt ist die Wahrscheinlichkeit bei ME/CFS, zusätzlich im Verlauf eine Depression oder Angststörung zu entwickeln, aber genau so hoch wie bei anderen beeinträchtigenden chronischen Erkrankungen (Hickie et al., 1990).

Zur Frage, welche Prognose Menschen mit ME/CFS-Erkrankung haben, gibt es sehr unterschiedliche Studienergebnisse. Eine ältere Übersichtsarbeit, in der 14 wissenschaftliche Studien zusammengefasst werden, berichtet, dass durchschnittlich 7 % der untersuchten ME/CFS-Erkrankten vollständig genesen und bei 39,5 % eine Verbesserung der Symptomatik eintritt (Cairns & Hotopf, 2005). Menschen, die zu Beginn der Erkrankung älter als 50 Jahre sind, haben ein höheres Risiko, langfristig arbeitsunfähig zu bleiben, als Menschen, die in jüngeren Jahren erkranken (Castro-Marrero et al., 2019; Collin et al., 2011).

1.3 Wer ist betroffen?

Zusammengefasst

ME/CFS beginnt besonders häufig im Jugendalter und bei Erwachsenen zwischen 30 und 40 Jahren. Frauen sind häufiger betroffen als Männer. Durch die hohe Beeinträchtigung der Krankheit im Alltag können im Verlauf zusätzlich psychische Störungen entstehen.

Vor der Covid-19-Pandemie waren ca. 0,4 % der Bevölkerung, also 250 000 Menschen in Deutschland an ME/CFS erkrankt (Jason & Mirin, 2021). Nun kommen noch Long-Covid-Erkrankte hinzu, von denen im Verlauf 20 bis 50 % das Vollbild ME/CFS entwickeln (Koczulla et al., 2024; Davis et al., 2023; Kedor et al., 2022). Die Wahrscheinlichkeit, nach einer Infektion an Long Covid zu erkranken, wird insgesamt auf 6 bis 15 % geschätzt (Global Burden of Disease Long COVID Collaborators, 2022; Thompson et al., 2022; Peter et al., 2022). Das Bundesgesundheitsministerium machte beim ersten Runden Tisch Long Covid im Jahr 2023 publik, dass in Deutschland geschätzt 2,5 Millionen Menschen an Long Covid erkrankt seien, ME/CFS gehöre dabei zu den häufigsten Folgeerscheinungen. Konservativere Schätzungen gehen mindestens von einer Verdopplung der ME/CFS-Fälle durch die Covid-19-Pandemie aus (Komaroff & Bateman, 2021).

ME/CFS kann in jedem Lebensalter auftreten, besonders häufig beginnt die Erkrankung aber im Jugendalter und bei Erwachsenen zwischen 30 und 40 Jahren (Rowe et al., 2017; Bakken et al., 2014). Frauen sind zwei bis drei Mal so häufig betroffen wie Männer (Nacul et al., 2021; Institute of Medicine, 2015). Belastende Lebensumstände scheinen ebenfalls eine Rolle zu spielen: Das Risiko, an ME/CFS zu erkranken, ist bei alleinlebenden Menschen, People of Color und Menschen mit niedrigem Einkommen höher (Lacerda et al., 2019; Dinos et al., 2009).

1.4 Wie hängen ME/CFS und Long Covid zusammen?

Zusammengefasst

Wenn nach einer Covid-Infektion längere Zeit noch Symptome bestehen, die den Alltag der Erkrankten nachhaltig einschränken, wird das Post-Covid-Syndrom diagnostiziert, auch Long Covid genannt. ME/CFS ist die schwerste Ausprägung von neurologischen Post-Covid-Symptomen.

Zu Beginn der Pandemie wurde Covid-19 als Atemwegsinfektion wahrgenommen. Mit der Zeit stellte sich aber heraus, dass aus der akuten SARS-CoV-2-Atemwegsinfektion Störungen in verschiedenen Systemen des Körpers entstehen können. Bei manchen Menschen zeigen sich im Verlauf Störungen der Atemwege, des Herz-Kreislauf-Systems und des Nervensystems, aber auch psychische Symptome und Auffälligkeiten im Magen-Darm-System. Wenn Symptome länger als vier Wochen andauern, wird Long Covid diagnostiziert, ab einer Zeitspanne von mehr als 12 Wochen besteht ein Post-Covid-Syndrom. Manchmal treten die Symptome auch erst bis zu drei Monate nach der Infektion auf (Sukocheva et al., 2022). Damit eine Diagnose vergeben wird, müssen die Symptome die Lebensqualität und den Alltag spürbar einschränken. In der Gesellschaft und Presse ist der Begriff „Long Covid“ für anhaltende Symptome nach einer Covid-Infektion geläufig, unabhängig davon, wie lange sie bestehen, weshalb dieser Begriff auch in diesem Ratgeber verwendet wird. Zusätzlich gibt es Fälle von Long-Covid-ähnlichen Symptomen als schwere Nebenwirkungen der Covid-Schutzimpfungen, die mit gleichen Einschränkungen einhergehen und häufig als „Post-Vac-Syndrom“ oder „Long Covid nach Impfung“ bezeichnet werden (Scheibenbogen, Renz-Polster et al., 2023; Semmler et al., 2023; Couzin-Frankel & Vogel, 2022; Trougakos et al., 2022). Es existieren keine validen Angaben, wie viele Menschen an schweren Nebenwirkungen nach der Covid-Impfung erkrankt sind (Gießelmann & Martin, 2022).

Ein Teil der Menschen mit Long Covid und Post Vac erfüllt im Verlauf die Diagnosekriterien für ME/CFS. Damit ist ME/CFS die schwerste Ausprägung von neurologischen Post-Covid-Symptomen. Leichtere neurologische Symptome von Fatigue und PEM werden weiter als Post-Covid-Syndrom bzw. Long Covid bezeichnet (Kedor et al., 2022). Bisher ist nicht geklärt, wie genau Long Covid entsteht, aber es werden ähnliche Mechanismen vermutet wie bei anderen ME/CFS-Auslösern (Komaroff & Bateman, 2021).

1.5 Wie kommt es zu den Symptomen?

Zusammengefasst

Es ist noch nicht abschließend erforscht, wie ME/CFS entsteht. Der häufigste Auslöser sind Infektionen, aber auch Impfungen, Operationen und Unfälle können ME/CFS auslösen. Während einige Forschende versuchen, strukturelle Schädigungen als Ursachen für die Erkrankung zu finden, gehen andere Forschungsgruppen von einem biologischen Ungleichgewicht im Körper aus, an dem unter anderem das Immun- und Nervensystem beteiligt sein könnten. Diskutiert werden auch bestimmte genetische Voraussetzungen, Autoantikörper, reaktivierte Viren, hormonelle Besonderheiten und Störungen im Magen-Darm-Trakt.

ME/CFS tritt in bis zu 80 % der Fälle nach einer Infektion auf (Clayton, 2015). Häufige Auslöser sind Virusinfektionen mit dem Eppstein-Barr-Virus, Influenza-Virus („Grippe“) oder Sars-Cov-2-Virus („Corona“). Nach bakteriellen und Pilz-Infektionen, aber auch nach Impfungen, Operationen oder Unfällen kann sich ME/CFS ebenfalls entwickeln (Renz-Polster & Scheibenbogen, 2022).

ME/CFS ist eine Erkrankung mit einem ungewöhnlich breiten Symptomprofil, das verschiedene Körpersysteme einbezieht. Bisher haben Forschende noch nicht entschlüsselt, welche Mechanismen genau dazu führen, dass diese Krankheit entsteht. Auch wenn der Name darauf hindeutet, gibt es keine Belege dafür, dass bei ME/CFS eine Entzündung des Gehirns und des Rückenmarks, also eine Enzephalomyelitis, vorliegt (Van Elzakker, Brumfield & Mejia, 2019). Längere Zeit wurde von manchen Forschenden vermutet, dass ME/CFS eine psychiatrisch-psychologische Erkrankung sei. Den überwiegend weiblichen Erkrankten wurde vorgeworfen, sie würden sich in Symptome „reinsteigern“ und diese übertreiben. Es gab deshalb wenig wissenschaftliches Interesse an dem Krankheitsbild und wenig Forschungsgelder. Dies hat sich mit der

Covid-19-Pandemie geändert. Mittlerweile haben Forschungsgruppen immer mehr körperliche, messbare Auffälligkeiten bei ME/CFS-Erkrankten identifiziert, die sie von gesunden Menschen oder Menschen mit anderen Krankheitsbildern unterscheiden. Die einzelnen Befunde konnten aber noch nicht in ein übergreifendes Konzept integriert werden, das erklärt, wie genau die Krankheit entsteht. Bisher liegen auch noch keine Biomarker (z. B. Blutwerte) vor, mit denen das Vorliegen von ME/CFS gemessen werden kann (NICE, 2021). Es wird vermutet, dass es mehrere Ursachen und Verläufe für ME/CFS gibt, die noch voneinander abgegrenzt und in Untergruppen unterteilt werden müssen (DEGAM, 2022).

Da ME/CFS-Erkrankte starke Einschränkungen durch neurologische Symptome haben, liegt die Vermutung nahe, dass Schädigungen im Gehirn messbar sein müssten. In einer großen Meta-Analyse, in der die Daten mehrerer Studien zusammengefasst untersucht wurden, zeigten sich Veränderungen der frontalen Großhirnrinde und eine verminderte Aktivität der Insula und des Thalamus (Lee, Sato & Son, 2024). Diese Veränderungen könnten die Verbindung mit dem limbischen System stören und so zu den ME/CFS-Symptomen führen.

Vermutet wird außerdem eine Entzündung im Hirnstamm, die aber bisher in mehreren Studien nicht nachgewiesen werden konnte (Wirth, Scheibenbogen & Paul, 2021). Dies könnte daran liegen, dass spezifischere Methoden nötig sind, um Veränderungen sichtbar zu machen (Van Elzakker, Brumfield & Mejia, 2019). Neuste Forschung liefert mittels Positronen-Emissions-Tomographie (PET) Hinweise auf weitverbreitete, entzündliche Prozesse in zentralen Hirnarealen (Younger, 2025, zit. in Scheibenbogen, 2025). Außerdem konnten in der Hirnflüssigkeit Entzündungsmarker gemessen werden (Bastos et al., 2025). In weiteren Studien müssen diese Befunde noch bestätigt werden.

Andere Forschende gehen davon aus, dass ME/CFS nicht durch eine irreparable Schädigung des Körpers entsteht, denn sonst würde es nicht bei manchen Betroffenen im Verlauf zu einer Besserung oder Genesung kommen (Edwards et al., 2016; Nacul et al., 2020). Stattdessen könnte ein biologisches Ungleichgewicht die Ursache sein, an dem mehrere Systeme beteiligt sind. Der Körper von ME/CFS-Erkrankten scheint auf bestimmte Stressreize, wie z. B. Krankheitserreger, mit einer Aktivierung des Immunsystems und einer Dysregulation des Nervensystems zu reagieren. Der Körper versucht, sich gegen den Stressreiz zu verteidigen. Dabei verändern sich mehrere biologische Prozesse innerhalb des Körpers. Auffälligkeiten zeigen sich unter anderem in der Durchblutung der Muskeln und des Gehirns sowie im Energiestoffwechsel der Zellen (Seton et al., 2024). Das Ungleichgewicht, das durch diese veränderten Abläufe entsteht, könnte zu einer Aufrechterhaltung der Krankheit führen. Wenn diese Abwärtsspirale unterbrochen wird und beteiligte Körpersysteme wieder in einen ausgeglicheneren Zustand geraten, könnte sich die Symptomatik verbessern (Nacul et al., 2020). Ob dieses Modell zutrifft und welche körperlichen Prozesse genau daran beteiligt sind, muss in weiteren Studien überprüft werden. Diskutiert werden auch bestimmte genetische Voraussetzungen, Autoantikörper, reaktivierte Viren, hormonelle Besonderheiten und Störungen im Magen-Darm-Trakt (Seton et al., 2024). Da aufgrund des unzureichenden Forschungsstandes noch kein umfassendes Erklärungsmodell für die Krankheit geliefert werden kann, werden im Folgenden einzelne „Forschungs-Puzzleteile“ beleuchtet, die zu erklären versuchen, wie einzelne ME/CFS-Symptome entstehen. Auf welches Störungsmodell sich die Forschung in den kommenden Jahren einigen wird, bleibt abzuwarten.

Woher kommt diese massive Erschöpfung?

Dass Betroffene sich „tired but wired“ (Renz-Polster & Scheibenbogen, 2022) fühlen, also massiv erschöpft, aber gleichzeitig innerlich angespannt, könnte an den körperlichen Bedingungen der Erkrankung liegen: Die Leistungsfähigkeit ist durch eine verminderte Durchblutung und Sauerstoffversorgung beeinträchtigt, der Körper stellt weniger Energie bereit als in einem gesunden Zustand. Gleichzeitig besteht eine Überstimulation im Gehirn mit einer gesteigerten Wachsamkeit gegenüber Reizen (Hypervigilanz) und einer erhöhten Pulsfrequenz (Wirth, Scheibenbogen & Paul, 2021). In diesem Zustand nehmen die Sinnesorgane sensorische Reize wie z. B. Geräusche, Licht oder Gerüchen intensiver auf, aber das Gehirn kann diese Reize aufgrund geringer Durchblutung schlechter verarbeiten. Es entsteht eine Reizüberflutung, die betroffene Personen als Überempfindlichkeit gegenüber sensorischen Reizen erleben. Wenn der Körper zu wenig Energie bereitstellt und gleichzeitig wegen der neuronalen Überstimulation einen höheren Energiebedarf hat, kommt es zu einem Energiedefizit, das sich in körperlicher, geistiger und emotionaler Erschöpfung zeigt.

Wie kommt es zur Symptomverschlechterung nach Anstrengung (PEM)?

Das herausforderndste Symptom ist die Post-Exertionelle Malaise (PEM), also die Symptomverschlechterung nach Anforderungen, die Betroffene vor der Erkrankung problemlos gemeistert hätten. Meistens tritt sie zeitverzögert ein, weshalb es schwierig ist, die eigene Belastbarkeit einzuschätzen. PEM entsteht nicht, weil die Betroffenen Angst vor Bewegung haben. Es gibt stattdessen Hinweise, dass bei ME/CFS der Energiehaushalt gestört ist. Das Problem zeigt sich, wenn ME/CFS-Erkrankte an zwei aufeinander folgenden Tagen bis zu ihrer maximalen Leistungsfähigkeit körperlich trainieren. Während gesunde Menschen oder Menschen mit anderen chronischen Erkrankungen an beiden Tagen eine stabile Leistungsfähigkeit zeigen, weil ihr Körper sich dazwischen erholt, kann der Körper von ME/CFS-Erkrankten am zweiten Tag weniger Energie erzeugen und gerät noch schneller in einen Überlastungszustand (Hodges, Nielsen & Baken, 2018). Auch bei der Handkraftmessung zeigt sich eine verminderte Muskelkraft, die sich bei Wiederholungen noch reduziert (Jäkel et al., 2021). Deshalb ist es wichtig, dass kein aktivierendes körperliches Training mit ME/CFS-Erkrankten oder Belastungs-EKGs zur Diagnosestellung durchgeführt werden, die über diese meist sehr niedrige, individuelle Belastungsgrenze hinausgehen. Der 6-Minuten-Gehtest oder ein Stehtest können eine ressourcenschonendere Alternative zur Erfassung der körperlichen Belastbarkeit sein.

Aber was könnten die Ursachen für diese verminderte Leistungsfähigkeit sein? Normalerweise produziert der menschliche Körper aus unserer Nahrung ausreichend Adenosintriphosphat (ATP), ein Coenzym, das den Zellen des Körpers Energie für alle lebenswichtigen Prozesse bereitstellt. Bei Menschen mit ME/CFS scheint ATP nicht ausreichend erzeugt und genutzt zu werden (Fluge et al., 2016), mehrere Systeme zur Energieerzeugung scheinen gestört zu sein (Tomas & Newton, 2018; Rutherford, Manning & Newton, 2016). Eine gestörte Blutzirkulation und eine Dysfunktion der Mitochondrien, der „Kraftwerke" der Zellen, könnten an diesem Prozess beteiligt sein (Haunhorst et al., 2024). Außerdem wurden nach körperlicher Anstrengung bei ME/CFS-Erkrankten veränderte Gehirnaktivitäten gemessen, die mit PEM und beeinträchtigten kognitiven Fähigkeiten zusammenhingen (Cook et al., 2017). Es wird vermutet, dass es auch im Bereich der Muskelschwäche und PEM unterschiedliche

Ursachen für verschiedene Patientengruppen gibt, die noch genauer voneinander abgegrenzt werden müssen (Gerwyn & Maes, 2017).

Woher kommen Schwindel und Herzrasen beim Aufstehen?

Bei gesunden Menschen passt sich der Blutfluss an die Bewegung des Körpers an. Bei ME/CFS besteht dagegen eine Auffälligkeit im Blutfluss: Sogenannte Endothelzellen, die das Innere von Blutgefäßen auskleiden und als Barriere zum Gewebe dienen, sind so in ihrer Funktion beeinträchtigt, dass sich unter anderem die Gefäße nicht mehr passend weiten und ihre Durchlässigkeit gestört ist (Wirth, Scheibenbogen & Paul, 2021). Diese Dysfunktion scheint bei ME/CFS zu einem verminderten Blutfluss im Großhirn zu führen: Wenn ME/CFS-Erkrankte aus dem Liegen oder Sitzen aufstehen, reduziert sich die Durchblutung im Großhirn (van Campen et al., 2020). Es wird vermutet, dass hierfür die gestörten Blutgefäße ursächlich sind, die sich nicht passend weiten und verengen, um auf den Lagewechsel zu reagieren. Der Sympathikus, also der Teil des Nervensystems, der für Kampf und Flucht zuständig ist, könnte an diesem Prozess beteiligt sein (Wirth, Scheibenbogen & Paul, 2021). Wie genau der Sympathikus und sein Gegenspieler, der Parasympathikus, die ME/CFS-Symptomatik beeinflussen können, wird in Kapitel 2.2 erklärt.

1.6 Wie werden Betroffene versorgt?

Zusammengefasst

Es gibt in Deutschland zwei universitäre Spezialambulanzen für ME/CFS, die auch Betroffene aus dem Umland versorgen, sowie einige Post-Covid-Ambulanzen. Für alle weiteren Erkrankten ist eine hausärztliche Versorgung vorgesehen.

ME/CFS ist als Krankheitsbild schon lange bekannt. Bereits ab den 1930er Jahren gab es während verschiedener Epidemien Berichte von

Betroffenen, die nach einer Infektion unter anhaltenden neurologischen Symptomen litten (Institute of Medicine, 2015). 1969 wurde ME/CFS von der Weltgesundheitsorganisation (WHO) als neurologische Erkrankung anerkannt. Trotzdem ist die Versorgungslage immer noch unzureichend und es konnte noch keine Behandlung gefunden werden, die für die Mehrheit der ME/CFS-Erkrankten wirkt und von den Krankenkassen übernommen wird (Froehlich et al., 2021; Pheby et al., 2020).

In Deutschland gibt es nur zwei universitäre Ambulanzen, die sich auf ME/CFS spezialisiert haben. Das *Charité Fatigue Centrum* (CFC) in Berlin versorgt Erwachsene aus Berlin und Brandenburg, das *MRI Chronische Fatigue Centrum für junge Menschen* (MCFC) am Klinikum Rechts der Isar der Technischen Universität München übernimmt die Versorgung von Kindern, Jugendlichen und jungen Erwachsenen bis 25 Jahren mit Wohnort in Bayern. Außerdem gibt es Post-Covid-Ambulanzen (2022 wurden 95 gezählt; Skiba et al., 2024), von denen einige auch Betroffene mit neurologischen Symptomen behandeln. Für alle anderen Betroffenen ist die hausärztliche Praxis die erste Anlaufstelle bei ME/CFS-Verdacht. Bis heute wird ME/CFS von vielen Hausärztinnen und Hausärzten aber nicht als „echte", körperliche Erkrankung anerkannt (Pheby et al., 2020). Viele Ärztinnen und Ärzte fühlen sich unsicher bei der Diagnosestellung und Behandlung. Eine Fehldiagnose, insbesondere aus dem psychiatrischen Diagnosespektrum, sollte aber unbedingt vermieden werden, weil aktivierende Therapien zu massiven Zustandsverschlechterungen führen können (Hoffmann et al., 2024).

Mittlerweile wurden mehrere Diagnostik- und Behandlungsleitlinien und -empfehlungen veröffentlicht. Bei ihrer Entwicklung gab es vielmals kontroverse Diskussionen unterschiedlicher Interessengruppen, sodass die weitere Entwicklung der Empfehlungen abzuwarten bleibt. Fachpersonen und Betroffene können sich in diesen Veröffentlichungen über den aktuellen Forschungsstand zur Diagnostik und Behandlung von ME/CFS informieren:

- Kapitel 5.7 der S3-Leitlinien „Müdigkeit" liefert hilfreiche Informationen (Deutsche Gesellschaft für Allgemeinmedizin und Familienmedizin e.V. [DEGAM], 2022).
- Ein Zusammenschluss von auf ME/CFS spezialisierten Ärztinnen und Ärzten aus dem deutschsprachigen Raum hat Empfehlungen zur Diagnostik und Behandlung von ME/CFS veröffentlicht (Hoffmann et al., 2024).

- Zur Abgrenzung von ME/CFS und Post Covid kann die S1-Leitlinie „Long/Post-COVID“ (Koczulla et al., 2024) Informationen liefern.
- Im Auftrag des Bundesministeriums für Gesundheit (BMG) wurde ein Therapiekompass erstellt, in dem die Expertengruppe Long COVID Arzneimittel für den Off-Label-Use veröffentlicht (BMG, 2024a).
- In englischer Sprache können folgende Veröffentlichungen genutzt werden:
  - Expertenkonsens über die Diagnose, Leistungserbringung und Versorgung von Menschen mit ME/CFS in Europa vom Europäischen Netzwerk für ME/CFS (EUROMENE; Nacul et al., 2021),
  - Richtlinien zu Diagnostik und Behandlung von ME/CFS des britischen National Institute for Health and Care Excellence (NICE, 2021).

Der erste wichtige Schritt ist die Diagnosestellung und Aufklärung der erkrankten Person und ihres Umfeldes über die Erkrankung (Scheibenbogen et al., 2023). Nur wenn die Erkrankung ME/CFS bekannt ist und verstanden wird, kann an einer Stabilisierung und Verbesserung der Symptomatik gearbeitet werden. Sehr wichtig für den Verlauf der Erkrankung ist, dass Betroffene lernen, Überanstrengung zu vermeiden und das sogenannte „Pacing“ in ihren Alltag zu integrieren. Wie das insbesondere im Familienalltag funktionieren kann, wird in Kapitel 2 erklärt.

Entspannungsverfahren können zur Linderung von Schmerzen und zur Verbesserung von Schlaf eingesetzt werden (Nacul et al., 2021). Der Ansatz der „Mind-Body-Medizin“ wird von einigen Betroffenen genutzt, um einer Dysregulation des Nervensystems entgegenzuwirken und die Alltagsbewältigung zu fördern (Ardestani et al., 2021; Hasan et al., 2023). Mind-Body-Ansätze beruhen auf der Annahme, dass unser Gehirn, Geist, Körper und Verhalten sich wechselseitig beeinflussen. Die Fähigkeit des Gehirns, sich zu verändern (Neuroplastizität genannt), wird genutzt, um die Lebensqualität und Bewältigungsfähigkeit der Betroffenen zu verbessern.

Da es noch keine spezifischen Medikamente gegen ME/CFS gibt, werden die einzelnen Symptome bei Bedarf mit verfügbaren Medikamenten therapiert. Viele ME/CFS-Erkrankte testen „Off-Label“-Medikamente, also Medikamente, die für andere Erkrankungen eingesetzt werden, bisher aber nicht für ME/CFS zugelassen sind und deshalb nicht von den Krankenkassen bezahlt werden. Um die Schmerzen zu reduzieren und die Beweglichkeit zu fördern, kann Physiotherapie verordnet werden. Ergotherapie kann dabei helfen, Strategien zur Alltagsbewältigung zu finden, und die kognitive Leistungsfähigkeit im Rahmen der individuellen Belastbarkeit zu trainieren. Wenn durch die Beeinträchtigungen im Alltag mit der Zeit psychische Probleme entstehen, kann auf Wunsch der Betroffenen begleitend eine Psychotherapie in Anspruch genommen werden. Diese sollte aber nicht mit dem Ziel erfolgen, ME/CFS zu „heilen“, sondern einen konstruktiven Umgang mit der Erkrankung zu finden und die eigenen Belastungsgrenzen zu berücksichtigen (Grande et al., 2023). Dabei muss eine mögliche psychotherapeutische Begleitung unbedingt an die Besonderheiten von ME/CFS und den Schweregrad der erkrankten Person angepasst werden, indem z. B. Sitzungen digital und zeitlich verkürzt stattfinden und nicht auf Aktivierung abzielen (Hoffmann et al., 2024).

Des Weiteren gibt es eine wachsende Zahl von Behandlungsansätzen, ohne hinreichende Belege für eine mögliche Wirksamkeit. Dazu zählt auch die Immunadsorption („Blutwäsche“), deren mögliche Wirksamkeit weiter beforscht wird (Bornstein et al., 2022; Preßler et al., 2024). ME/CFS-Erkrankte müssen immer individuell abwägen, welche Behandlungen sie im Hinblick auf ihre eigenen finanziellen Möglichkeiten und das Risiko von Nebenwirkungen ausprobieren möchten. Die Teilnahme an wissenschaftlichen Studien kann den kostenlosen Zugang zu Behandlungen ermöglichen, wenn die Einschlusskriterien erfüllt sind und die Betroffenen bereit dazu sind, mögliche Risiken einzugehen.

Die Wahl der Behandlungen hängt auch vom Schweregrad und dem Stand der Erkrankung ab. Gerade zu Beginn der Erkrankung und bei massiver Ausprägung ist Schonung wichtig (NICE, 2021). Schwerstbetroffene benötigen eine ärztliche Betreuung in ihrem eigenen Wohnumfeld und müssen vor Reizüberflutung geschützt werden (Scheibenbogen, Renz-Polster et al., 2023). Ärztliche Hausbesuche sollen den Krankheitsverlauf dokumentieren und eine symptomorientierte Behandlung ermöglichen. Schwersterkrankte benötigen häufig Sondennahrung und intravenöse Flüssigkeitszufuhr.

Viele Erkrankte brauchen Hilfsmittel, um ihren Alltag zu bewältigen. Es können Sonnenbrillen und Kopfhörer zur Reizreduktion genutzt werden. Außerdem kann bei starker PEM und orthostatischer Intoleranz ein Rollstuhl mit Elektroantrieb beantragt werden. Zum Alltag mit ME/CFS gehört meistens auch der Kontakt mit Behörden und Gesundheitseinrichtungen. Betroffene nehmen häufig sozialrechtliche Beratung in Anspruch, um Anträge zur Gesundheitsversorgung und finanziellen Absicherung stellen zu können.

Bei allen Behandlungen gilt: Wegen der Belastungsintoleranz muss eine Überlastung verhindert werden. Aktivierende Therapieansätze, die z. B. für tumorbedingte Fatigue oder Depression entwickelt wurden, können bei ME/CFS zu einer deutlichen Verschlechterung der Symptomatik führen. Wenn körperliche Trainingsansätze verfolgt werden, müssen diese unbedingt an die jeweilige betroffene Person und ihre Belastbarkeit angepasst werden (NICE, 2021).

1.7 Was hilft Fachkräften im Kontakt mit ME/CFS-erkrankten Eltern?

Zusammengefasst

Fachkräfte, die mit ME/CFS-erkrankten Eltern arbeiten, sollten sensibel für die Besonderheiten dieser Erkrankung sein. Damit eine vertrauensvolle Zusammenarbeit ermöglicht wird, sollten Fachkräfte den Wissenstand der Erkrankten berücksichtigen, bei Bedarf das Setting ändern, um Überlastung zu vermeiden, und im Blick behalten, dass die Symptomatik häufig starken Schwankungen unterliegt.

Fachkräfte können an verschiedenen Stellen auf ME/CFS-erkrankte Eltern treffen: In der medizinischen Versorgung, in psychosozialen Beratungsstellen, als Psychotherapeutin bzw. Psychotherapeut, in der Jugendhilfe oder Schule. Es braucht eine besondere Sensibilität, um betroffene Familien ins Boot zu holen, weil ME/CFS-Erkrankte in ihrer Krankengeschichte häufig mit vielen Vorurteilen, Ablehnung und Stigmatisierung konfrontiert sind – sowohl von Fachkräften des Gesundheits- und Sozialwesens als auch von der Familie und dem Freundeskreis (NICE, 2021). Meistens haben die Betroffenen schon viele Behandlungsversuche hinter sich und – je nach Ressourcen – viel eigenes Geld investiert, um ihren Gesundheitszustand zu verbessern. Entsprechend groß kann der Leidensdruck sein. Wenn sich Fachkräfte auf die Arbeit mit betroffenen Familien vorbereiten und den Ratgeber bis hier gelesen haben, ist ihnen schon ein erster Schritt gelungen: Sie haben sich über das Krankheitsbild informiert und wissen, dass es sich um eine „echte" körperliche Erkrankung handelt und welche Einschränkungen Betroffene im Alltag haben. Die folgenden Anregungen möchten wir Fachkräften für eine erfolgreiche Zusammenarbeit mit den Familien mit auf den Weg geben:

- *Abklären, welchen Wissensstand Betroffene über die Erkrankung bereits haben.* Manche Erkrankte tauchen selbst sehr tief in den medizinischen Forschungsstand ein, um passende Behandlungsansätze zu finden, weil sie in der vorhandenen Gesundheitsversorgung nicht behandelt werden. Andere Erkrankte versuchen, eine Auseinandersetzung mit dem Thema zu vermeiden, weil es sie kognitiv überlastet oder sie dabei zu viel Stress erleben. Es lohnt sich daher, zu Beginn des Gesprächs abzuklären, welchen Wissensstand die Person hat, um die Person am richtigen Punkt abzuholen. Wichtig: Alle Wege sind zunächst einmal in Ordnung und zeigen, dass die Person versucht, ihre Situation zu bewältigen.
- *Setting an die Belastbarkeit der erkrankten Person anpassen.* Schwer an ME/CFS erkrankte Personen können häufig keine Termine außerhalb wahrnehmen oder brauchen mehrere Tage Vorbereitung und anschließende Erholung. Fachkräfte sollten vor dem ersten Termin klären, ob der Termin in ihrer Einrichtung, digital oder als Hausbesuch stattfinden soll und welcher zeitliche Rahmen möglich ist. Bei einem persönlichen Termin sollten sie sich erkundigen, ob Reize wie Licht oder Geräusche reduziert werden sollen, und ob die Person sitzen oder liegen möchte. Bei Bedarf sind Gesprächspausen einzulegen. Häufig müssen mit ME/CFS-Erkrankten besondere Regelungen gefunden werden, um eine Überlastung zu vermeiden.
- *Bedenken, dass die Symptomatik häufig schwankt.* Es kann sein, dass eine an ME/CFS erkrankte Person an einem Tag belastbarer ist als an einem anderen. Es kann sich lohnen, Aktivitätenprotokolle über einen längeren Zeitraum führen zu lassen, um einen besseren Einblick zu erhalten.
- *Mit Bewertungen sensibel umgehen.* Erkrankte Eltern versuchen ihr Bestmögliches, um trotz ihrer Erkrankung für ihre Kinder da zu sein. Dennoch erleben sie in ihrem privaten Umfeld und im Kontakt mit Behörden und Gesundheitseinrichtungen manchmal Vorurteile, dass sie ihre Kinder vernachlässigen oder ein zu geringes Interesse an ihren Kindern zeigen würden. Gehen Sie deshalb sensibel mit Bewertungen um und achten Sie auf die möglichen Auswirkungen für die Familie.
- *Auf mögliche Hilfen verweisen.* Wenn Eltern um Hilfe bitten, ist dies ein Zeichen, dass sie wirklich Unterstützung im Alltag benötigen. Prüfen Sie mögliche Hilfen oder verweisen Sie an die passenden Stellen, damit die Familien mit dem für sie geringstmöglichen Aufwand Unterstützung erhalten.

- *Psychotherapie mit der Diagnose F54 durchführbar.* Wenn psychotherapeutisch mit ME/CFS-erkrankten Eltern gearbeitet werden soll und nicht zusätzlich zu ME/CFS eine eigenständige psychische Störung besteht, kann die Psychotherapie mit der Diagnose F54 „Psychologische Faktoren oder Verhaltensfaktoren bei anderenorts klassifizierten Krankheiten“ (ICD-10) durchgeführt werden. Diese Diagnose beschreibt, dass eine körperliche Erkrankung besteht und seelische Vorgänge wie intensive Sorgen oder Trauer psychotherapeutisch bearbeitet werden, die die Symptomatik beeinflussen.

2 Die Basis: Das eigene Energielevel verstehen

Beispiele

- „Heute musste ich meinen Sohn um 10:00 Uhr aus der Schule abholen, da er sich übergeben hat. Mein Tag bestand aus Wäsche waschen, Tee kochen, das Kind trösten ... Wie soll ich da Pacing einbauen? Ich bin alleinerziehend und habe niemanden, der kurzfristig helfen kann. Jetzt liege ich auf dem Sofa, mein Puls rast, mein Körper zittert, und obwohl ich total fertig bin, kommt mein Körper nicht zur Ruhe."
- „Unsere Zwillinge sind gestern fünf Jahre alt geworden. Den Kindergeburtstag haben wir extra außerhalb gefeiert, damit ich nicht so viel Arbeit zu Hause habe. Aber die Muffins habe ich natürlich gebacken – meine Mädels hatten sich so auf Muffins gefreut. Und es war laut und lebendig bei acht Mädchen. Ich weiß, dass ich die Quittung morgen oder übermorgen bekommen werde und mein Körper auf die Überlastung mit starken Symptomen reagieren wird. Aber die beiden müssen schon auf so viel verzichten. Hätte ich ihnen den Geburtstag verwehren sollen? Das mit dem Pacing klingt immer so toll in der Theorie, aber in der Praxis ... Ganz ehrlich, wie soll das bei zwei Kindern funktionieren? Und mein Mann hilft schon so viel."
- „Der Alltag mit kleinen Kindern lässt mich fast täglich über meine Grenzen gehen. Irgendwas will immer organisiert oder gemacht werden. Dann versuche ich noch einigermaßen gesund zu kochen, muss zu Ärzten und zur Physiotherapie. Zeit für mich? Entspannung? Fehlanzeige."
- „Seit fünf Monaten liege ich nun schon im abgedunkelten Zimmer. Reize wie Licht, Geräusche und Gerüche verursachen sofort eine Verschlechterung meiner Symptome. An guten Tagen kann ich meine Kinder kurz sehen und an mich drücken, oder ein paar wenige Worte wechseln. Ich vermisse sie schrecklich. Manchmal schreiben wir uns kleine Zettel, die ich meinem Mann diktiere. Ich habe große Schuldgefühle, dass ich nicht für meine Kinder da sein kann. Und es ist so schmerzhaft, an ihrem Alltag nicht teilhaben zu können."

Kennen Sie solche Äußerungen? Fühlen Sie sich angesprochen, wenn Sie dies lesen? Kennen Sie eine Person in Ihrer Familie, Ihrem Freundes- oder Bekanntenkreis, der es genauso geht?

Zusammengefasst

Pacing einzuhalten – d.h. mit Aktivitäten unterhalb der individuellen Belastungsgrenze zu bleiben, um eine Verschlechterung der Symptomatik zu vermeiden –, ist im Zusammenleben mit Kindern besonders herausfordernd, weil Erziehungssituationen häufig wenig planbar sind und Kinder verlässliche Beziehungsangebote brauchen. Eltern stehen hier in einem Spannungsfeld, einerseits für ihre Kinder da sein zu wollen und andererseits auf ihre eigenen Belastungsgrenzen achten zu müssen.

Was betroffene Eltern in den oben skizzierten Beispielen so treffend formuliert haben, beschreibt das Dilemma, in dem an ME/CFS erkrankte Eltern sich bewegen: Auf der einen Seite geht es darum, die eigenen Grenzen zu kennen, zu wissen, dass es sinnvoll wäre, Pausen einzuhalten oder Kräfte einzuteilen, um keine Verschlechterung der Symptome zu riskieren. Und auf der anderen Seite tragen die Eltern aber eben die Verantwortung und die Verpflichtung, für ihre Kinder da zu sein. Denn wer holt sonst das kranke Kind aus der Schule oder kocht das Mittagessen? Wer bringt das Kind zu seinen Hobbys und kümmert sich um die Hausaufgaben?

Unvorhergesehene, nicht planbare Situationen bringen erkrankte Eltern oft dazu, Pacing hintenanzustellen und über ihre Belastungsgrenzen hinauszugehen. Aber auch die alltäglichen Aufgaben führen die Betroffenen zumeist schon an ihre Überlastungsschwelle. Morgendliches Aufstehen und Anziehen, miteinander Hausaufgaben machen, gemeinsam spielen oder auch gemeinsam essen – Eltern sind den ganzen Tag gefordert, präsent zu sein, in Kontakt zu treten, zuzuhören, Nähe aufzubauen und Trost zu spenden, zu helfen und Rahmen vorzugeben, sprich, verlässliche Beziehungsangebote zu machen. Sie sind vielen Reizen, sowohl kognitiv, körperlich als auch emotional, ausgesetzt, denen sie sich in den seltensten Fällen einfach entziehen können. Ein kindlicher Wutausbruch, Ängste oder Traurigkeit lassen sich nicht verschieben, bis die Eltern Energie haben.

Neben der Verpflichtung, sich um die alltäglichen Belange innerhalb der Familie zu kümmern, wünschen sich chronisch kranke Eltern, für ihre Kinder da zu sein. Sie wollen – wie gesunde Eltern auch – gute Eltern sein. Der Wunsch nach Bindung, Präsenz und Erziehung ist groß und oft stellen Eltern deshalb ihre eigenen Bedürfnisse zurück und gehen über ihre Grenzen. Dieses Spannungsfeld, einerseits für die Kinder da sein zu wollen und andererseits auf die eigenen Belastungsgrenzen achten zu müssen, lässt Eltern immer wieder in einen Kreislauf aus Phasen mit (zu) viel Aktivität und Phasen starker Symptome rutschen. Wie können chronisch kranke Eltern mit ihren Kräften haushalten? Wie können von ME/CFS betroffene Mütter und Väter das so wichtige Pacing in ihren Alltag einbauen? Wo können eventuell Brücken gebaut werden zwischen „für die Kinder da sein" und „die Belastungsgrenze nicht aus den Augen verlieren"? Lassen Sie uns gemeinsam herausfinden, wie man als betroffene Familie mit diesem Spannungsfeld umgehen kann.

Als selbst von ME/CFS Betroffene wissen wir, dass Pacing nicht immer gelingen kann und dass der Alltag einem nicht immer die Chance bietet, alles so umzusetzen, wie man es vorab geplant hat. Seien Sie bei der Umsetzung der folgenden Anregungen achtsam und nachsichtig mit sich selbst. Schon die eine oder andere kleine Veränderung einzubauen, kann Wirkung zeigen.

Noch ein Hinweis: Uns ist bewusst, dass wir uns hier in einer Spannweite von leicht bis schwerst Betroffenen bewegen und dass folgende Anregungen nicht von allen genutzt werden können. Nehmen Sie sich auch hier die Ideen und Tipps heraus, die für Sie gut passen, und lassen Sie Anregungen, die in Ihren Alltag nicht zu integrieren sind, außen vor.

2.1 Was ist Pacing?

Zusammengefasst

ME/CFS-Betroffene sollten Pacing befolgen: Sie bleiben dabei mit Aktivitäten unterhalb ihrer individuellen Belastungsgrenze, um eine Verschlechterung der Symptomatik (Post Exertionelle Malaise/PEM) zu vermeiden. Diese Grenze ist sehr unterschiedlich ausgeprägt.

Ein zentrales Merkmal von ME/CFS ist die Belastungsintoleranz, also die enorme Schwierigkeit des Körpers, Belastungen auszuhalten und adäquat auf diese zu reagieren. Menschen mit ME/CFS müssen deshalb einen Grundsatz berücksichtigen, um eine Verschlechterung der Symptomatik zu vermeiden: Sie müssen mit ihren Aktivitäten unterhalb einer bestimmten Belastungsgrenze bleiben (DEGAM, 2022). Je nach dem Schweregrad der Erkrankung ist die Belastungsgrenze sehr unterschiedlich ausgeprägt. So können leicht oder moderat Betroffene gegebenenfalls noch einen Teil der Hausarbeit erledigen, einige Stunden arbeiten gehen oder ein paar Seiten in einem Buch lesen, während bei Schwerstbetroffenen schon das Einnehmen einer Mahlzeit oder das Wenden im Bett von einer Seite auf die andere zu PEM führen kann (DG ME/CFS, 2024). Viele Erkrankte befinden sich in einem Push-Crash-Kreislauf, in dem sie sich mit zu viel Aktivität überanstrengen und dann aufgrund von zunehmender Symptomatik gezwungen sind, zu ruhen. Die Strategie, langfristig unterhalb der eigenen Belastungsgrenze zu bleiben, wird als „Pacing" bezeichnet, was ins Deutsche übersetzt werden kann in „sich selbst das richtige Tempo vorgeben" (Renz-Polster & Scheibenbogen, 2022). Pacing wird hierbei als nicht kurativ betrachtet (NICE, 2021), das heißt, es verspricht keine Heilung, sondern dient lediglich dem Energie-Management. Durch konsequentes Pacing kann im Idealfall eine Verbesserung der Erkrankung erreicht werden (DEGAM, 2022).

Was bedeutet Pacing konkret?

Wenn Menschen Pacing praktizieren, bauen sie nach körperlichen oder geistigen Aktivitäten Pausen und Erholungsphasen in ihren Alltag ein. Damit wird verhindert, dass der Körper mit Überlastungssymptomen reagiert bzw. eine Verschlechterung der Symptome durch zeitversetzte PEM eintreten könnte (Nacul et al., 2021). Pacing setzt voraus, dass Betroffene ihr Bewusstsein für die eigenen Aktivitäten und herausfordernde Umgebungseinflüsse schärfen (NICE, 2021). Sie müssen ein Gefühl dafür entwickeln, welche Belastung der Körper toleriert, ohne dass es zu einer Symptomverschlechterung kommt. Uns Menschen ist oft gar nicht bewusst, wie viel Energie bestimmte Tätigkeiten verbrauchen. Hat man hier einen Grundwert – die sogenannte Belastungsgrenze (manchmal auch aus dem Englischen übernommen und „Baseline" genannt) – gefunden, versucht man, dieses Niveau zunächst für einen längeren Zeitraum stabil zu halten.

Manche Erkrankte wundern sich, warum sie immer noch über ihre Belastungsgrenze gehen, obwohl sie den Tag überwiegend auf dem Bett oder Sofa liegend verbringen. Eine wichtige Erkenntnis für funktionierendes Pacing: Nicht nur körperliche Aktivitäten ziehen Energie, sondern auch Gedanken und Gefühle (Bateman Horne Center, 2022). Wir sollten bei der Suche nach dem individuellen Belastungsniveau deshalb die physische, kognitive und emotionale Ebene im Blick haben. Körperliche Aktivität umfasst unter anderem Bewegung, Stoffwechsel und Atmung, insbesondere aufrechte Haltungen (sitzen, stehen) und Lagewechsel. Alle Bewegungen „gegen die Schwerkraft" sind wegen der orthostatischen Defizite bei ME/CFS häufig sehr energieziehend. Gedanken und Gefühle sind für viele Menschen schwer zu bemerken, weil sie im Alltag häufig unbewusst ablaufen. Aber wenn wir auf dem Sofa liegen und uns immer wieder starke Sorgen machen und grübeln, kann das möglicherweise mehr Energie ziehen, als achtsam mit bewusster Atmung und klaren Gedanken ein paar Schritte zu gehen. Unangenehme Gefühle wie Wut, Angst oder Traurigkeit, aber auch angenehme Gefühle wie Freude oder Aufregung, reduzieren unsere Energiereserven. Bei ME/CFS kann deshalb auch z. B. große Vorfreude zu PEM führen.

Soziale Aktivitäten verbrauchen häufig die meiste Energie, weil sie uns körperlich fordern (z. B. sitzen, sprechen), wir im Gespräch das Gehörte verarbeiten, unsere eigene Meinung und Antworten durchdenken und gefühlsmäßig auf die andere Person reagieren. Deshalb berichten viele ME/CFS-Erkrankte, dass soziale Kontakte für sie im Alltag die größte Herausforderung sind, auch wenn sie sich mehr Verbundenheit und weniger Einsamkeit wünschen. Stellen Sie sich vor, eine ME/CFS-erkrankte Person sitzt mit den eigenen Kindern am Mittagstisch. Im folgenden Kasten können Sie sehen, wie viel Energie – physisch, kognitiv und emotional – für diese so wertvolle gemeinsame Zeit vom Körper aufgebracht werden muss.

Beispiel: Aktivitäten bzw. Vorgänge, die am Mittagstisch physisch, kognitiv und emotional Energie kosten (in Anlehnung an Bateman Horne Center, 2022)

Physisch:
- aufrecht sitzen,
- Besteck halten und zum Mund führen, schneiden,
- kauen, schlucken,
- Hunger bzw. Sättigungsgefühl wahrnehmen,
- ggf. den Kindern beim Essen assistieren,
- sprechen,
- aktiv zuhören,
- reagieren: lachen, mit dem Kopf nicken, Interesse zeigen,
- Blutdruck, Herzfrequenz, Körpertemperatur, Atmung aufrechterhalten,
- Verdauungsprozess aktivieren.

Kognitiv:
- Umgebungsreize filtern: Geräusche durch weitere Unterhaltungen am Tisch, Licht, (Essens-)Gerüche etc.,
- den Geschmack der Mahlzeit bewerten,
- Hunger bzw. Sättigungsgefühl einordnen,
- das Gespräch interpretieren (Inhalt, Mimik, Tonfall),
- das Gesagte verarbeiten, die eigene Position bedenken, eine Antwort formulieren, aufmerksam sein, an Gesprächsinhalte erinnern, Kinder an Regeln erinnern, Konflikte moderieren.

Emotional:
- Stimmungen und Emotionen anderer am Tisch erkennen, mit Gefühlen der Kinder mitschwingen,
- eigene Emotionen bemerken und regulieren.

Viele kurze, kleine Aktivitäten wie Zähne putzen, etwas wegräumen, einen Termin vereinbaren, die bei gesunden Menschen im Alltag „nebenher" laufen, kosten ME/CFS-Erkrankte enorm viel Kraft und summieren sich über den Tag. Pacing bedeutet somit auch, die eigenen kleinen „Energieräuber" über den Tag hinweg zu entlarven und zu managen. Das langfristige Ziel von Pacing ist, im Rahmen der Belastungsgrenze so aktiv wie möglich sein zu können und diese Grenze, wenn möglich, über die Zeit vorsichtig ausdehnen zu können (Nacul et al., 2021). Dieses sanfte Ausdehnen kann jedoch vor allem bei Schwerbetroffenen sehr herausfordernd sein, da sie nur ein sehr geringes Maß an Aktivität tolerieren. Andersherum kann es auch für leichter Betroffene ein Drahtseilakt sein, da sie schnell in ein „overdo" mit zu vielen Aktivitäten rutschen können (Nacul et al., 2021). Es ist auf jeden Fall wichtig, sogenannte „flareups" (DEGAM, 2022), also das Aufflammen der Symptome durch Überschreitung der Belastungsgrenze, zu vermeiden. Treten Symptome durch Überlastung auf, sollte die Aktivität im Rahmen der Belastungsgrenze zunächst reduziert werden (NICE, 2021). Eine (dauerhafte) Überschreitung der Belastungsgrenze kann zu kurzfristiger oder langfristiger Verschlechterung der Symptome und zum Absinken der Überlastungsschwelle führen (DG ME/CFS, 2022). Mit längerem Pacing ist es dann aber auch häufig wieder möglich, die eigene Belastbarkeit schrittweise zu steigern.

Die eigene Überlastungsschwelle kennenzulernen, braucht viel Zeit und Geduld. Vor allem das zeitlich versetzte Auftreten der Symptome als charakteristisches Merkmal der PEM macht es Betroffenen schwer, ihre Aktivitäten anzupassen, da sie oftmals die mit Verzögerung auftretenden Beschwerden keiner vorherigen Aktivität mehr zuordnen können. Äußere Faktoren wie das Wetter und Geräusche oder Licht, aber auch innere Faktoren wie hormonelle Schwankungen und Infekte bestimmen das eigene Energielevel mit. Aktivitäten, die heute im Rahmen waren, können morgen deshalb zu viel sein und zu zeitversetzter PEM führen. Wenn Sie Ihr Energielevel also einmal falsch eingeschätzt haben: Seien Sie nachsichtig mit sich selbst, 100 %ige Kontrolle gibt es nicht und Fehler gehören zum Lernen dazu. Vielleicht finden Sie dabei auch heraus, worauf Sie in Zukunft genauer achten können, um unter Ihrer Belastungsgrenze zu bleiben.

2.2 Körperliche Signale kennenlernen

Zusammengefasst

Für effektives Pacing kann es hilfreich sein, zunächst die Stressreaktionen des Körpers kennenzulernen. Unser vegetatives Nervensystem, das die wichtigen Körperprozesse steuert, hat zwei Teile, die als Gegenspieler funktionieren: Den Sympathikus und den Parasympathikus. Der Sympathikus ist zuständig für Kampf- und Fluchtreaktionen, der Parasympathikus für Erholung. Die Signale unseres Körpers können uns helfen, unser momentanes Belastungslevel herauszufinden.

Auf der Suche nach unserer individuellen Belastungsgrenze können wir eine wichtige Informationsquelle nutzen: Unseren Körper. Er sendet uns den ganzen Tag über Signale, die uns Hinweise darauf geben, in welchem Modus sich der Körper gerade befindet. Um effektives Pacing zu schaffen, lernen Sie daher am besten erst einmal die Stressreaktionen Ihres Körpers kennen. Unser vegetatives Nervensystem ist dafür zuständig, die Prozesse im Körper zu koordinieren, die für das Überleben des Organismus notwendig sind (Myers & DeWall, 2023). Es steuert unseren Herzschlag, unsere Verdauung, den Stoffwechsel und Organe, Drüsen, die Pupillenreaktion und die Blutgefäße. Das vegetative Nervensystem hat zwei Teile, die als Gegenspieler funktionieren: Den *Sympathikus* und den *Parasympathikus*. Sie stammen noch aus einer Zeit, in der wir häufiger körperlich kämpfen oder fliehen mussten, als es heute bei den meisten Menschen in Deutschland der Fall ist. Der Sympathikus wird aktiv, wenn wir eine (potenzielle) Gefahrenquelle wahrnehmen. Was früher der Säbelzahntiger war, kann heute eine bedrohliche Nachricht oder der Gedanke an einen schwierigen Termin sein. Aber unser Körper reagiert unabhängig davon, was uns konkret stresst, indem Herzschlag, Atmung und Durchblutung verstärkt werden, um die körperliche Leistungsfähigkeit zu steigern. Unsere Pupillen weiten sich, damit wir die Gefahr genau sehen können. Wir sind bereit zu kämpfen oder zu fliehen. In Ruhephasen wird dagegen der Parasympathikus aktiviert: Atmung und Herzschlag beruhigen sich wieder, die Pupillen werden kleiner und der Körper widmet sich unter anderem der Verdauung. Im parasympathischen Modus kann der Körper sich erholen und wieder Energiereserven aufbauen.

Wir können diese Signale nutzen, um frühzeitig zu bemerken, wie hoch unser Stresslevel ist. Viele ME/CFS-Erkrankte berichten von einer hohen körperlichen Grundanspannung, die sich in Belastungssituationen weiter steigert. Sie bemerken als erste Signale z. B., wie sich ihre Schultern heben, ihr Kiefer zusammenpresst und ihre Gesichtsmuskeln sich anspannen. Bei einer stärkeren Belastung kommen vielleicht Kopfschmerzen, Schwindel, Ohrenrauschen, Herzklopfen, Zittern oder Übelkeit hinzu.

Reflexion

Welche Signale sendet Ihnen Ihr Körper bei unterschiedlichen Belastungsgraden? Stellen Sie sich ein Thermometer vor, bei dem 100 % die maximale Belastung ist und 0 % vollständige Entspannung (vgl. Abbildung 1).

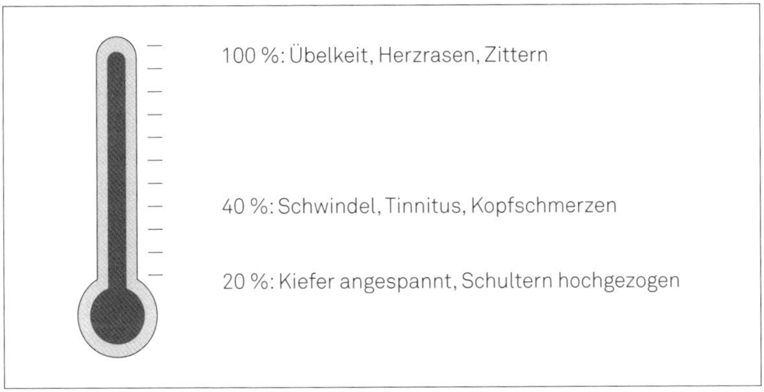

Abbildung 1: Beispiel – Notieren eigener Körpersignale bei bestimmten Belastungsgraden

Viele Aktivitäten des vegetativen Nervensystems können wir nicht durch reinen Willen beeinflussen. Wir können nicht entscheiden, dass unser Körper jetzt sofort den Herzschlag reduziert oder die Verdauung verstärkt. Aber: Es gibt Umwege, über die wir das Nervensystem beeinflussen können. So wie der bloße Gedanke an einen heftigen Streit unseren Sympathikus aktiveren kann, gibt es auch Pacing- und Entspannungsstrategien, um den Parasympathikus häufiger zu aktivieren. Das Ziel ist dabei nicht, immer im Erholungsmodus zu sein, sondern den Körper dabei zu unterstützen, je nach Bedarf zwischen den beiden Systemen zu wechseln und flexibler zu werden. Eine leichte Aktivierung des Sympathikus ist hilfreich, wenn wir eine Aufgabe erledigen und Aktivitäten nachgehen wollen, weil wir dann genug Energie zur Verfügung haben. Erst wenn der Sympathikus sehr intensiv und dauerhaft immer wieder aktiviert ist, hat das einen negativen Effekt auf unser Energie-Management (Friese & Botz, 2024).

2.3 Welche Pacing-Strategien gibt es?

Zusammengefasst

Es gibt verschiedene Pacing-Strategien, die Sie nutzen können, um unterhalb der eigenen Belastungsgrenze zu bleiben. Ein Aktivitätsprotokoll kann dabei helfen, die eigene Belastungsgrenze zu ermitteln. Es ist wichtig, Aktivitäten bewusst zu planen und Erholungsphasen in den Tag einzubauen. Hilfsmittel können beim „Pacen" helfen und Entlastung schaffen.

Wenn wir verstanden haben, was Pacing bedeutet und wie unser Körper uns Überlastung signalisiert, können wir Pacing-Strategien testen, die uns helfen, unterhalb der eigenen Belastungsgrenze zu bleiben.

Führen eines Aktivitätsprotokolls

ME/CFS-Betroffenen wird empfohlen, über einen längeren Zeitraum ein Aktivitätsprotokoll zu führen (Renz-Polster & Scheibenbogen, 2022). Dies kann dabei helfen, Aktivitäten und Reize zu erkennen, die der Körper zum aktuellen Zeitpunkt nicht gut tolerieren kann. Daneben kann das Protokoll aufzeigen, welches Maß an Aktivitäten ohne Verstärkung der Symptomatik möglich ist. Im Protokoll festgehalten werden

- alle Tagesaktivitäten wie Körperpflege, Essen, Einkaufen, Lesen oder Gespräche,
- die Dauer und die Qualität des Schlafs,
- emotionale Ereignisse, die mit intensiven Gefühlen verbunden waren,

- nicht beeinflussbare Umstände wie starke Hitze bzw. Kälte, Infekte, zyklusbedingte Veränderungen und
- alle großen und kleinen Erholungspausen.

Das Aktivitätsprotokoll ist vor allem bei PEM, also dem zeitverzögerten Auftreten von Symptomen, hilfreich, da so besser im Rückblick nachvollzogen werden kann, wodurch Symptome ausgelöst worden sein können. Im Anhang finden Sie eine Vorlage für ein Aktivitätsprotokoll und eine Vorlage für die Auswertung des Aktivitätsprotokolls (vgl. Seite 135 und Seite 137). Das Protokoll können Sie nutzen, um Ihr bisheriges Aktivitätslevel und Ihre Belastungsgrenze zu ermitteln. Damit Sie die Protokollvorlage mehrmals nutzen können, können Sie sich diese auch im DIN A4-Format herunterladen (vgl. Hinweise zu den Online-Materialien auf Seite 146). Außerdem haben wir auch eine Vorlage eines Pacing-Tagebuches für Sie vorbereitet (vgl. Seite 138 sowie Online-Materialien), das Sie im Anschluss verwenden können, um regelmäßig unterhalb Ihrer Belastungsgrenze zu bleiben. Führen Sie das Aktivitätsprotokoll gerne noch einmal zu einem späteren Zeitpunkt, um zu überprüfen, ob sich Ihre Belastbarkeit verändert hat.

Aktivitäten planen

Wenn Sie herausgefunden haben, wo Ihre Belastungsgrenze aktuell liegt, können Sie Ihre Aktivitäten planen. Finden Sie heraus, welcher Pacing-Typ Sie sind: Manche Menschen finden es entlastend, einen festen Tagesplan zu befolgen, an dem sie sich orientieren. Sie legen im Vorfeld fest, in welcher Reihenfolge sie ihren Tag mit welchen Aktivitäten füllen wollen und „arbeiten" den Plan dann schrittweise ab. Andere Menschen fühlen sich durch eine festgelegte Struktur eingeengt und entscheiden lieber im Tagesverlauf unter Berücksichtigung der Signale ihres Körpers, welchen Aktivitäten sie nachgehen. Gerade als Eltern sind festgelegte Pläne häufig schwierig, weil es im Zusammenleben mit Kindern immer wieder zu unvorhergesehenen Aufgaben und Anforderungen kommt. Ein Kompromiss kann sein, einen Teil des Tages als Routine zu führen und gleichzeitig Raum für flexible Gestaltung zu lassen.

Als Pacing-Grundregel gilt: Gehen Sie einer Aktivität nur so lange und intensiv nach, bis zwei Drittel der dafür individuell vorhandenen Energie genutzt ist (Nacul et al., 2021). Wenn man herausgefunden hat, dass man täglich 12 Minuten mit anderen Menschen sprechen kann, ohne dass es zu PEM kommt, nutzt man nicht die vollen 12 Minuten aus, sondern beendet das Gespräch nach 8 Minuten. Das erfordert natürlich viel Beherrschung, aber es verhindert, über die eigene Belastungsgrenze hinauszugehen. Wenn Sie etwas Energiepuffer übriglassen, ist die Wahrscheinlichkeit größer, dass Sie unterhalb Ihrer Belastungsgrenze bleiben.

Auch die sogenannte „Löffeltheorie“ kann Betroffenen bei Ihrer Selbstkontrolle helfen. Entwickelt wurde die „Spoon Theory“ von der Bloggerin Christine Miserandino (2003, zit. in Das, 2025). Miserandino nutzt hierbei 12 Löffel, die für die Menge an körperlicher und geistiger Energie stehen, die ein chronisch kranker Mensch am Tag zur Verfügung hat (im Gegensatz zu einem gesunden Menschen, der aus einem unendlichen Vorrat an Löffeln schöpfen kann). Mit jeder Tätigkeit (aufstehen, Zähne putzen, Essen zubereiten) werden ein, zwei oder auch gleich drei Löffel verbraucht, je nach Intensität und Dauer der Aktivität. An schlechten Tagen mit stärkeren Beschwerden startet der chronisch kranke Mensch eventuell schon mit weniger als 12 Löffeln.

Um diese Theorie im Rahmen des Pacings zu nutzen, wird bei jeder geistigen oder körperlichen Aktivität eine gewisse Anzahl Löffel gedanklich von den 12 Löffeln abgezogen. An eher ruhigeren Tagen verbraucht man bis zum Ende des Tages vielleicht wirklich nur 12 Löffel; an Tagen, an denen man viel aktiver sein muss (z. B., weil das Kind krank ist oder besondere Anlässe wie Geburtstage anstehen) hat man schon am Nachmittag 12 Löffel verbraucht. Dann heißt es, entweder nun zu pausieren oder aber man leiht sich ein paar Löffel vom nächsten Tag aus. Aber Achtung: Am nächsten Tag startet man nun mit weniger Löffeln, es sollten für den folgenden Tag also mehr Ruhephasen eingeplant werden.

Diese Spoon Theory hilft vor allem zu Beginn der Erkrankung, ein Gefühl für sein Energielevel zu bekommen. Auch ist es eine sehr schöne bildliche Darstellung, die vor allem in der kindgerechten Aufklärung der Erkrankung Anwendung finden kann. Eine passende Geschichte hierzu finden Sie auf Seite 57 im Kasten „Die Löffel-Theorie“.

Erholungsphasen finden

Um einer Überlastung vorzubeugen, kann es sinnvoll sein, vor und nach jeder Tätigkeit eine aktive Pause zu machen. Bei ME/CFS gerät der Körper schneller in ein Energiedefizit und braucht deshalb mehr Zeit, um zwischen den Aktivitäten wieder Energiereserven bereitzustellen. Deshalb gilt das Reiz-Erholungs-Prinzip: Auf eine Phase mit Reizen und Anforderungen folgt eine Erholungsphase. Eine aktive Pause bedeutet, dass Sie einen ausreichend großen Zeitraum nutzen, in dem Sie in den parasympathischen Entspannungszustand wechseln. Vor dem Hintergrund sportmedizinischer Befunde lässt sich die 30-Sekunden-Pacing-Strategie (Simon, 2023; Fasy.nation, 2023; Tomaskovic et al., 2025) testen: Nach 10 Sekunden moderater Aktivität folgen mindestens 30 Sekunden Pause, bei starken Belastungen eine Minute Pause. Auf diese Weise soll einem Mangel an Sauerstoff im Gewebe entgegengewirkt werden. Längere Tätigkeiten werden in kleine Abschnitte unterteilt: Beim Kochen wird z.B. nach ein paar Sekunden umrühren eine 30-sekündige Pause gemacht, danach wird mit der anderen Hand weitergemacht. Diese Strategie kann besonders Schwerbetroffenen helfen, Alltagstätigkeiten in kleinere Abschnitte unterteilt schrittweise wieder eigenständig ausführen zu können.

Wenn Ihnen die kleinschrittige Pausen-Regel nicht gelingt oder Sie belastbarer sind, können Sie kurze Pausen von ein bis zwei Minuten nach jeder Tätigkeit machen und längere Pausen über den Tag verteilt. Manche Betroffene stellen sich alle 30 Minuten einen Wecker, um kurz in sich hineinzuspüren, tief durchzuatmen und alle Muskeln einmal zu lockern. Wenn Sie zwei bis drei feste Pausen von jeweils 20 bis 30 Minuten in Ihren Alltag integrieren, hat der Körper immer wieder die Möglichkeit, in einen entspannten Modus zu wechseln. Sie können als festes Ritual morgens, mittags und abends eine aktive Pause einrichten.

Egal, für welches Intervall Sie sich entscheiden: Finden Sie eine Routine, um regelmäßige Erholungen und kurze Entspannungen in Ihren Alltag zu integrieren. Am Smartphone sein oder fernsehen sind keine aktiven Pausen, weil dabei auch viele Reize vom Gehirn verarbeitet werden müssen. Nutzen Sie stattdessen Entspannungsmusik, Atemübungen, Yoga Nidra, Traumreisen, Meditationen oder einen kurzen Schlaf. In diesen Pausen kann Ihr Körper Kraft tanken und Ihr Nervensystem wird heruntergefahren. Prüfen Sie nach dieser Pause, wie sich Ihr Körper anfühlt, und überlegen Sie, welche Aktivität Sie nun anschließen möchten. Ein wichtiger Hinweis: Jeder Mensch hat Entspannungsübungen, die für die eigene Person sehr gut funktionieren, während andere keine Entspannung bringen. Probieren Sie aus, welche Übungen Ihnen helfen, um sich kurzfristig zu beruhigen. Wenn Sie ein eigenes Repertoire an funktionierenden Entspannungsübungen gefunden haben, können Sie im Tagesverlauf immer wieder die passende Übung auswählen. Wenn Sie die akustischen Reize aushalten können, nutzen Sie geführte Entspannungsübungen und erstellen Sie eine Playlist mit den Übungen, die für Sie wirken.

Zusätzlich sollten Sie eine Routine finden, um im direkten Kontakt mit Ihrem Kind – und gerne auch anderen Menschen – Pacing umzusetzen. Das bedeutet, dass Sie zusätzlich zu Ihren aktiven Pausen vor und nach einer Tätigkeit auch während der Aktivität darauf achten, Energie zu sparen. Ein paar Anregungen:

- Wenn Sie im Kontakt mit einem anderen Menschen Symptome bemerken, machen Sie die *Atemübung* 4-7-11. Atmen Sie ein und zählen gedanklich bis 4, atmen Sie aus und zählen Sie bis 7. Machen Sie dies 11-mal oder solange es sich gut anfühlt. Die Zahlen können Sie gerne variieren, wichtig ist nur, dass die Ausatmung länger ist als die Einatmung. Hierüber kann sich Ihr Nervensystem wieder beruhigen.
- *Slow-Motion-Technik:* Wenn Sie merken, dass Sie übereilt handeln, versuchen Sie einmal, jede Tätigkeit 30 % langsamer zu machen. Diese Entschleunigung auf Zeitlupen-Tempo kann Sie kurzfristig beruhigen und Ihnen helfen, langfristig mehr Ruhe zu finden.
- Fokussieren Sie sich auf Ihre *Sinneswahrnehmung:* Benennen Sie für sich drei Dinge, die Sie sehen, drei Dinge, die Sie hören, und drei Dinge, die Sie riechen. Achtsamkeit für den Moment kann direkte Ruhe bringen.
- Trinken Sie voller *Achtsamkeit* einen Tee oder Kaffee, während das Kind allein weiterspielt und sich begleitet fühlt. Nehmen Sie kleine Schlucke, achten Sie dabei auf den Geschmack und Geruch.
- Probieren Sie *progressive Muskelentspannung* aus, für die Sie in Kapitel 4.3 eine Anleitung finden (vgl. Übung „Progressive Muskelentspannung“, Seite 89). Auch autogenes Training oder geführte oder freie Meditationen können für Erholungsphasen genutzt werden. Auch für Ihre Kinder kann es hilfreich sein, Phasen der Entspannung und Erholung in ihren Kindergarten- oder Schulalltag zu integrieren.
- Bei der Imaginationsübung „Mein sicherer Ort“ (vgl. Kasten) schaffen Sie sich mithilfe Ihrer Vorstellungskraft einen Ort, an dem Sie sich sicher, geborgen und entspannt fühlen (Reddemann, 2001). Wenn Sie diese Übung häufiger machen, kann sie Ihnen dabei helfen, in stressigen oder angespannten Phasen durch die Vorstellung Ihres Wohlfühlortes schnell in einen Zustand der Entspannung zu kommen.

**Übung: „Mein sicherer Ort"
(in Anlehnung an Reddemann, 2001, S. 45–46)**

Suchen Sie sich einen möglichst ruhigen Platz. Setzen Sie sich bequem auf einen Stuhl. Ihre Füße berühren den Boden. Sie spüren, wie der Rücken die Lehne berührt und wie Ihre Füße schwer mit dem Boden verbunden sind. Wenn Sie lieber liegen möchten, ist dies natürlich auch in Ordnung. Legen Sie sich ganz entspannt auf eine bequeme Unterlage, gegebenenfalls polstern Sie die Kniekehlen mit einem Kissen. Schließen Sie die Augen und atmen Sie tief durch die Nase in den Bauch ein und lange durch den Mund wieder aus. Wiederholen Sie dies ein paar Mal in Ihrem ganz eigenen Tempo.

Nun lenken Sie Ihre Aufmerksamkeit nach innen. Stellen Sie sich einen Ort vor, der in Ihnen ein angenehmes und sicheres Gefühl erzeugt. Dies kann ein Ort Ihrer Fantasie sein oder eine besondere Stelle in der Natur. Vielleicht ist es ein Platz, an dem Sie früher schon einmal gewesen sind und den Sie mit einem wohligen, angenehmen Gefühl verbinden. Lassen Sie sich Zeit und spüren Sie nach. Geben Sie Ihrer Vorstellungskraft die Zeit, ein Bild von Ihrem ganz eigenen sicheren Ort auftauchen zu lassen. Dieser Ort gehört ganz Ihnen und Sie entscheiden, wie dieser Ort beschaffen ist und wie Sie dort hinkommen. Wenn Sie diesen Ort gefunden haben, an dem Sie sich sicher und geborgen fühlen, nehmen Sie Ihre Umgebung mit allen Sinnen wahr.

Was *sehen* Sie? Ist es dort, wo Sie sind, eher hell oder dämmerig? Nehmen Sie ein besonderes Licht wahr? Verändern Sie alles so, bis es für Sie stimmig ist und Sie sich ganz wohl fühlen.

Was können Sie an Ihrem sicheren Ort *hören?* Hören Sie vielleicht das Rauschen des Meeres, oder das Singen von Vögeln? Spielt eine besondere Melodie im Hintergrund? Auch hier haben Sie die Möglichkeit, es genau so zu verändern, wie es für Sie stimmig ist.

Was können Sie *riechen*? Nehmen Sie einen besonderen Geruch wahr? Achten Sie darauf, dass es angenehm für Sie riecht. Vielleicht schmecken Sie auch etwas? Manchmal schmeckt man das Salz des Meeres in der Luft oder riecht den besonderen Duft der Natur um sich herum.

Was *spüren* Sie? Vielleicht sitzen oder liegen Sie auf einer weichen Unterlage? Oder Sie spüren Sand an Ihren Händen?

Nun *fühlen* Sie die Temperatur an Ihrem sicheren Ort. Ist es dort, wo Sie sind, eher warm und Sie werden von einem Sonnenstrahl gewärmt? Oder ist es eher etwas kühler und es weht ein sanfter Wind. Ändern Sie die Temperatur so, dass es sich gut für Sie anfühlt.

Nehmen Sie alle Details an Ihrem sicheren Ort bewusst wahr. Sie können alles so verändern, bis es sich für Sie ganz sicher und geborgen anfühlt.

Atmen Sie tief in den Bauch ein und langsam und bewusst wieder aus. Spüren Sie, wie Sie ganz ruhig werden. Ihre Muskulatur ist ganz entspannt und mit jedem Atemzug nehmen Sie das wohlige Gefühl dieses sicheren Ortes ganz tief in sich auf.

Hier sind Sie sicher und geborgen.

Manchmal hilft es, diesen Ort mit einer Geste oder einem Wort zu verknüpfen. Wenn Sie diese Geste in Zukunft machen, reisen Sie gedanklich wieder an Ihren sicheren Ort. Diese Geste kann eine Hand sein, die auf die Brust oder den Bauch gelegt wird, oder eine Bewegung des Fußes. Vielleicht auch das sanfte Streicheln der Oberarme mit den Händen wie eine Selbstumarmung. Führen Sie diese kleine Geste nun aus.

Machen Sie sich bewusst, dass Sie jederzeit wieder an diesen sicheren Ort zurückkehren können. Hierzu brauchen Sie nur die Augen schließen und ihn vor Ihrem inneren Auge auftauchen lassen.

Spüren Sie noch einmal tief in sich hinein und nehmen Sie noch einmal dieses wohlige und angenehme Gefühl wahr. Sie sind sicher und geborgen. Sie sind geschützt und ganz entspannt. Atmen Sie noch einmal tief in den Bauch ein und lang wieder aus.

Kommen Sie ganz langsam mit Ihrer Aufmerksamkeit wieder zurück in den aktuellen Raum. Dazu bewegen Sie ganz sanft Ihre Finger und Ihre Zehen. Spüren Sie wieder den Rücken an der Stuhllehne (oder auf der Matratze) und den Boden unter den Füßen. Wenn Sie so weit sind, öffnen Sie die Augen, schauen Sie sich bewusst im Raum um. Vielleicht strecken Sie Ihre Arme noch einmal und lassen Sie das wohlige Gefühl noch ein wenig auf sich wirken.

Neben den hier zur Verfügung gestellten Übungen finden Sie im Internet viele kostenfreie Angebote. Und auch hier gilt: Manchmal ist weniger mehr. Anstatt jeden Tag eine andere Methode anzuwenden, schauen Sie, welche Entspannungsmethode sich für Sie gut anfühlt. Testen Sie eine Übung einige Tage lang und schauen Sie, wie Ihr Körper reagiert.

Hilfsmittel nutzen

Unter Betroffenen und vor allem unter betroffenen Eltern hat sich gezeigt, dass es sehr hilfreich sein kann, Hilfsmittel im Alltag zu nutzen. Dies können Noise-Cancelling-Kopfhörer sein, die die Geräusche der Umgebung filtern, oder auch Sonnenbrillen und Augenmasken gegen zu starke Lichtreize. Das Nutzen eines Rollators oder auch eines E-Rollstuhls, um Wegstrecken zu überbrücken, kann den Alltag ebenso erleichtern wie ein Sitzhocker für die Dusche (im Sitzen zu duschen kann viel Energie sparen). Manche Betroffene sorgen in ihrer Wohnung für mehr Sitzgelegenheiten. Vorhänge können Tageslicht reduzieren. Ein höhenverstellbares Pflegebett kann Entlastung bringen und die Versorgung erleichtern, wenn Betroffene überwiegend bettgebunden sind.

Ebenfalls unter Hilfsmittel fallen Wearables, das heißt Geräte, die zur Kontrolle der Herzfrequenz, als Schrittzähler oder zur Messung der Herzratenvariabilität getragen werden. Diese Geräte können dabei helfen, die körperlichen Reaktionen auf Belastungen im Blick zu halten. Aber sie haben auch ein Risiko: Eine zu starke Aufmerksamkeit auf die körperlichen Prozesse kann auch zu Sorgen und Unruhe führen. Probieren Sie aus, mit welchen Hilfsmitteln Sie Ihr Energielevel unterstützen können. Ergotherapeutische und hausärztliche Praxen oder spezialisierte Beratungsstellen können Sie dabei beraten. Prüfen Sie, ob Kosten für Ihre Hilfsmittel von der Krankenkasse oder über einen Pflegegrad von der Pflegekasse übernommen werden können.

Messung der Herzfrequenz als Pacing-Strategie

Waerables können unter anderem dazu genutzt werden, die Herzfrequenz zu beobachten und diese Daten im Rahmen des Pacings zu nutzen. Ziel ist es hierbei, mit der Herzfrequenz unter der Belastungsgrenze zu bleiben. Zwei Möglichkeiten können zur Herzfrequenzmessung genutzt werden (DG ME/CFS, 2022):

- *Methode 1:* Zunächst wird die maximale Herzfrequenz berechnet. Die Formel hierfür lautet: (220 – Lebensalter) x 0,6. Diese maximale Herzfrequenz sollte nicht länger als zwei Minuten überschritten werden. Wichtig hierbei: Dies stellt nur einen Annäherungswert dar. Sollte es trotz dieser Regel infolge von körperlichen Aktivitäten zu Crashs kommen, ohne dass eine kognitive Tätigkeit ursächlich ist, muss der Wert gegebenenfalls angepasst werden.
- *Methode 2:* Hierbei wird der Ruhepuls an sieben aufeinanderfolgenden Tagen morgens nach dem Aufwachen gemessen. Dieser durchschnittliche, morgendliche Ruhepuls gilt nun als Richtwert. Bei Aktivitäten sollte der Wert +15 Schläge pro Minute nicht überschreiten (als Beispiel: Liegt der gemessene durchschnittliche Ruhepuls bei 63, sollte der Puls bei Aktivität nicht höher als 78 Schläge pro Minute sein). Grundsätzlich gilt hier: Ist der Ruhepuls morgens schon 10 Schläge über oder unter dem ermittelten durchschnittlichen Ruhepuls, kann dies eine Überlastung bedeuten und die kognitiven und körperlichen Aktivitäten sollten heruntergefahren werden.

Beide Methoden haben Einschränkungen. So erhöht sich der Puls bei kognitiven Tätigkeiten und emotionalen Ereignissen nicht unbedingt. Dennoch müssen auch diese Aktivitäten unbedingt beim Pacing mitberücksichtigt werden, weil sie viel Energie verbrauchen. Daneben können Menschen, die auch an POTS (Posturales Orthostatisches Tachykardie-Syndrom) erkrankt sind, diese Methoden nicht anwenden (DG ME/CFS, 2022), da der Puls hier bei Lagewechsel oder aufrechter Haltung in die Höhe schießt.

2.4 Eigene Pacing-Routinen im Familienalltag finden

Zusammengefasst

Es ist hilfreich, im alltäglichen Miteinander Strategien zu finden, die Sie entlasten und Ihnen helfen, unter der Belastungsgrenze zu bleiben. Setzen Sie Prioritäten, verändern Sie Abläufe, wechseln Sie zwischen körperlich und geistig anstrengenden Tätigkeiten und geben Sie Aufgaben ab.

Setzen Sie Prioritäten. Was ist gerade am wichtigsten? Welche Termine sind diese Woche bzw. heute unumgänglich und welche können verschoben werden? Wenn möglich, planen Sie zu Beginn der Woche bzw. des Tages, welche Termine und Aufgaben Priorität haben. Gerade in einer Familie kommen oft ungeplante Termine hinzu. Bauen Sie hierfür ausreichende Puffer ein.

Manchmal kann es hilfreich sein, Termine nach dem „Ampelprinzip“ zu ordnen. Rot markierte Termine sind dringend und nicht verschiebbar, gelbe Termine sind wichtig, können aber bei starker Symptomlast und Erschöpfung verschoben werden und grüne Termine können aufgeschoben werden und an einem Tag erledigt werden, an dem keine anderen Aufgaben anstehen.

Bleiben Sie flexibel, wenn Sie merken, dass Ihr Körper eine Pause braucht, und versuchen Sie, Aufgaben ressourcenschonend umzusetzen. Vielleicht möchten Sie sich vor der Rückkehr Ihres Kindes aus der Kita oder Schule ausruhen, anstatt den Haushalt zu machen oder einen Anruf zu tätigen. Es kann sinnvoll sein, vor wichtigen Kontakten oder Terminen Energie zu sparen, z. B., indem Sie im Sitzen Ihre Zähne putzen oder ein Brot essen, anstatt zu kochen.

Verändern Sie Abläufe und Aktivitäten so, dass sie zu Ihrem Energielevel passen. Wenn Sie mit Ihrem Kind spielen, nutzen Sie die Möglichkeit, im Liegen zu spielen und dem Kind eine aktivere Rolle zu geben. Häufig brauchen Kinder nicht während der gesamten Spielzeit die direkte Interaktion mit einem Erwachsenen. Es reicht dann aus, z. B. ein Rollenspiel oder Lego gemeinsam zu starten und im Verlauf eine beobachtende Rolle einzunehmen. Statt vorzulesen können Sie ein Hörbuch hören, statt zu spielen kann es auch spannend sein, gemeinsam einen Film zu schauen. Überlegen Sie sich Alternativen, damit Sie Ihre Routinen an Ihr Energielevel anpassen können. Nutzen Sie außerdem bei Bedarf Hilfsmittel, um Situationen zu vereinfachen. Dies können z. B. Kopfhörer oder ein Geräuschschutz sein, wenn Sie mit Ihrem Kind in Kontakt sind, oder ein Rollator, mit dem Sie eine Wegstrecke wieder eigenständig bewältigen können.

Wechseln Sie zwischen geistigen und körperlichen Anstrengungen. Es kann Kräfte schonen, wenn Sie über den Tag verteilt kognitiv anstrengende Aufgaben mit körperlich anstrengenden Aufgaben abwechseln. Haben Sie gekocht und möglichst eine (aktive) Erholung eingebaut, folgt als Nächstes eine eher kognitiv fordernde Aufgabe, wie z. B. die Hausaufgabenbegleitung. Nach einer weiteren kurzen Pause können Sie nun ggf. (im Sitzen) einen Korb Wäsche falten. Passen Sie die beschriebenen Tätigkeiten an Ihre persönliche Situation und Ihre individuelle Belastbarkeit an.

Ebenfalls wichtig: Setzen Sie einen realistischen zeitlichen Rahmen. Auch ein kurzer Spielplatzbesuch kann dem Kind Spaß machen; davor und danach ruhen Sie sich aus. Wählen Sie lieber kleine Zeitfenster und wechseln Sie danach die Tätigkeit.

Hören Sie während des Tages auf Warnsymptome Ihres Körpers und brechen Sie bei Bedarf ab. Ihr Körper zeigt Ihnen, wann es Zeit für eine Pause ist. Durchbrechen Sie alte Gewohnheiten, Dinge erst zu Ende bringen zu wollen oder andere Menschen nicht enttäuschen zu wollen und achten Sie gut auf diese Signale. Geben Sie Ihrem Körper eine Pause, sobald er diese braucht.

Geben Sie Aufgaben und Zuständigkeiten ab. Wer kann helfen? Wer übernimmt Aufgaben während eines Crashs? (Mehr dazu erfahren Sie in Kapitel 6.)

Reflexion

Welche Pacing-Strategien nutzen Sie schon? Welche Strategien könnten Sie in welchen Situationen einmal ausprobieren?

Was auch dazugehört: Teilen Sie Ihrem Kind und anderen Menschen ganz klar und frühzeitig mit, wenn Sie eine Pause brauchen. Sie müssen nicht durchhalten, damit es dem anderen Menschen gut geht oder damit Sie Leistung bringen. Für die meisten Menschen ist es erst einmal nicht sichtbar, wenn Sie sich der Überlastungsgrenze nähern. Ihr Kind kann sich durch die klare Information auf Ihre Bedürfnisse einstellen und Sie können zu einem anderen Zeitpunkt weitermachen. Damit sind Sie für Ihr Kind auch ein gutes Vorbild dafür, wie man sich gut um sich selbst kümmert und Grenzen setzt.

Im nächsten Kapitel zeigen wir Ihnen, wie Sie weitere Strategien im Familienalltag umsetzen können. Das Ziel ist, die Beziehung mit Ihrem Kind so zu gestalten, dass es Ihrem Kind gut geht und Sie bestmöglich unterhalb Ihrer Überlastungsschwelle bleiben.

3 Schritt für Schritt das Kind unterstützen

Zusammengefasst

Wenn ein Elternteil an ME/CFS erkrankt, verändert dies das ganze Familiensystem. Es ist wichtig, die Kinder in dieser Zeit gut im Blick zu haben und zu überprüfen, wie sie unterstützt werden können. Wenn die Grundbedürfnisse von Kindern ausreichend erfüllt werden, können sie auch mit der chronischen Erkrankung eines Elternteils gesund aufwachsen. Zu seelischen Grundbedürfnissen zählen das Gefühl, die eigene Welt kontrollieren zu können, liebevolle Beziehungen zu spüren und Erfolge zu erleben. In diesem Kapitel finden Sie Strategien, mit denen Sie Ihr Kind dabei unterstützen können, diese schwierige Zeit mit all ihren Veränderungen zu meistern.

Wenn ein Elternteil an ME/CFS erkrankt, bedeutet dies erst einmal eine Krise für die Familie. Nichts ist mehr, wie es vorher war. Wenn diese chronische Erkrankung schwer ausgeprägt ist, muss die gesamte Familie eine besonders große Anpassungsleistung erbringen. Es geht darum, sich an die neue Lebenssituation zu gewöhnen und mit den Veränderungen, die die Erkrankung mit sich bringt, umgehen zu lernen. Zum Glück sind Familien grundsätzlich gut dafür ausgestattet, sich an neue Situationen anzupassen: Auch in Familien ohne schwere Erkrankung eines Familienmitglieds gibt es Lebensphasen, die eine Neuanpassung erfordern. Umzüge, der Schulwechsel der Kinder oder auch der Verlust eines Jobs können sogenannte „kritische Lebensereignisse“ sein. Wenn Familien passende Bewältigungsstrategien finden, können sie die Entwicklungsphase gut gemeinsam meistern und sich weiterentwickeln (Rollett, 2008).

Kinder haben dann gute Chancen, sich gesund zu entwickeln, wenn ihre körperlichen und seelischen Grundbedürfnisse in einem ausreichend hohen Maße erfüllt werden (Grawe, 1998). Körperliche Bedürfnisse sind z.B. Nahrung, Schlaf und Kleidung. Zu seelischen Grundbedürfnissen zählen insbesondere

- das Gefühl, die Welt um sich herum zu verstehen und Einfluss auf sie zu haben (Kontrolle),
- liebevolle, verlässliche Beziehungen (Bindung),
- die Erfahrung, erfolgreich zu sein und Freude zu erleben (Selbstwirksamkeit).

Auch wenn sich die Familie durch die ME/CFS-Erkrankung eines Elternteils stark verändert, ist es möglich, die Kinder zu unterstützen, indem man auf die Erfüllung ihrer Grundbedürfnisse achtet. Dabei geht es nicht darum, dass diese Bedürfnisse immer maximal erfüllt sein müssen. Ein ausreichendes Maß ist absolut genug.

Reflexion

Wie gut sind die Bedürfnisse Ihres Kindes nach Kontrolle, Bindung und Selbstwirksamkeit erfüllt? Stellen Sie sich für jedes Grundbedürfnis einen Akku-Balken vor, wie Sie ihn von Ihrem Smartphone kennen, und kreuzen Sie den Balken an, der zu der Situation Ihres Kindes passt (vgl. Abbildung 2).

Überlegen Sie zudem: Welche Grundbedürfnisse sind schon ganz gut erfüllt? Wovon könnte Ihr Kind mehr haben?

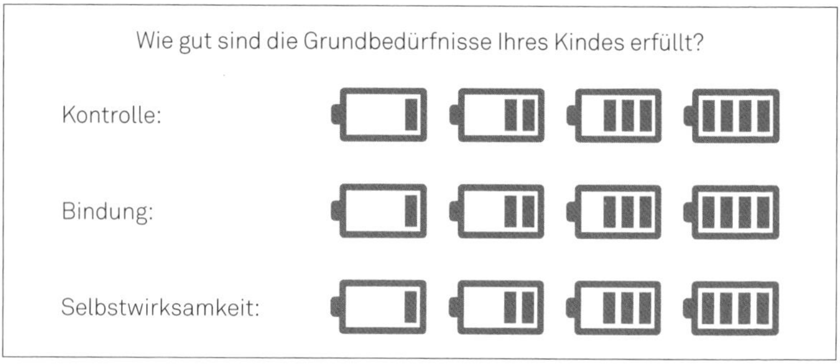
Wie gut sind die Grundbedürfnisse Ihres Kindes erfüllt?
Kontrolle:
Bindung:
Selbstwirksamkeit:

Abbildung 2: Die drei Grundbedürfnisse und die Frage ihrer Befriedigung

Im Folgenden erhalten Sie Tipps, wie Sie als Eltern Ihre Kinder in den drei Bereichen unterstützen können. Wir lenken unseren Blick hier besonders auf die Altersspanne der 3- bis 12-Jährigen. Wenn Sie mit einem Säugling zusammenleben, werden einige der Empfehlungen in diesem Buch erst in Zukunft auf Sie zukommen. Besonders profitieren können Sie bis dahin wahrscheinlich von Kapitel 4 und Kapitel 6.

Als Erkrankte mit Kindern im Jugendalter können Sie die Inhalte dieses Kapitels anpassen, indem Sie zu spielerische Übungen weglassen und stattdessen mehr darauf warten, dass die oder der Jugendliche Gesprächsbereitschaft signalisiert. Sie merken, jedes Entwicklungsalter braucht etwas anderes. Bevor wir auf die konkrete Unterstützung für Ihr Kind eingehen, möchten wir deshalb erst einmal mit Ihnen herausfinden, wie Kinder die chronische Krankheit eines Elternteils in unterschiedlichen Entwicklungsaltern erleben und verarbeiten.

3.1 Wie erleben und verarbeiten Kinder die Krankheit eines Elternteils?

Kinder haben abhängig von ihrer kognitiven, emotionalen und sozialen Entwicklung unterschiedliche Vorstellungen von Krankheit und ihrer Entstehung (Romer & Haagen, 2007). Es kann hilfreich sein, ein paar dieser entwicklungsbedingten Besonderheiten im Hinterkopf zu haben, damit Sie altersentsprechend auf Ihr Kind eingehen können. Auch bei der Aufklärung Ihres Kindes über die Erkrankung kann dieses Wissen helfen.

Achten Sie darauf, dass Sie Ihr Kind in seiner Entwicklung dort „abholen“, wo es gerade steht. Manche Kinder sind in ihrer kognitiven Entwicklung vielleicht schon etwas weiter und stellen differenziertere Fragen, als es andere Kinder in ihrem Alter tun würden. Andersherum kann es sein, dass diese Kinder besonders dabei unterstützt werden sollten, mit ihrer Wut oder Trauer umzugehen. Sie kennen Ihr Kind am besten. Nehmen Sie die folgenden Altersstufen als Orientierung und passen Sie all unsere Empfehlungen auf Ihre Familiensituation an.

Wenn Sie noch einen *Säugling* in der Familie haben, ist es wichtig, den Fokus besonders auf Geborgenheit, Bindung und Sicherheit zu legen. Auch Säuglinge nehmen schon wahr, wenn in ihrem Umfeld etwas anders ist, beispielsweise die Stimmung in der Familie angespannter ist oder eine Bezugsperson fehlt (Johannsen et al., 2025). Indem Sie regelmäßige, wiederkehrende Abläufe in den Alltag einbauen und andere, feste Bezugspersonen für den Säugling da sind, können Sie Ihrem Baby auch in dieser herausfordernden Zeit ein Gefühl von Sicherheit und Geborgenheit vermitteln. Die Pflege eines Säuglings ist meistens die herausforderndste Zeit in der Elternschaft, die auch schon gesunde Eltern an ihre körperlichen und emotionalen Grenzen bringt. Nehmen Sie deshalb unbedingt Hilfe aus Ihrem Umfeld und von Fachkräften an, wenn Sie merken, dass Sie im Zuge der Belastungsintoleranz die Betreuung und Versorgung nicht allein stemmen können.

Für *Kleinkinder im Alter von ein bis drei Jahren* ist es besonders wichtig, dass sie über alle Veränderungen, die ihren Alltag betreffen, frühzeitig und kindgerecht informiert werden. Sollten sie also über Nacht zur Oma müssen, da der Papa mit der erkrankten Mama zum Arzt muss, sollte dies frühzeitig erzählt werden. Es empfiehlt sich, anstehende Veränderungen mehrmals zu thematisieren. Kinder in dieser Altersspanne erreicht man am besten über Rollenspiele mit Puppen oder kindgerechte Bilderbücher (Romer & Haagen, 2007). Alltagsrituale geben Ihrem Kind in diesem Alter besonders Sicherheit und Orientierung und sollten, auch wenn andere Bezugspersonen die Betreuung übernehmen, möglichst beibehalten werden.

Kinder im Kita- und Vorschulalter befinden sich in der Phase des magischen Denkens. In dieser Vorstufe des rationalen Denkens (Piaget, 1930; Myers & DeWall, 2023) haben die Kinder die Idee, „magisch" Einfluss auf ihre Umwelt nehmen zu können mithilfe ihrer Gedanken, Zaubersprüchen oder Beschwörungen. Im Zuge dessen kann es passieren, dass Ihr Kind in diesem Alter versucht, einen Zusammenhang herzustellen zwischen seiner „Wut", die es ab und zu auf die Mama hat, und der Entstehung ihrer ME/CFS-Erkrankung. Ihr Kind beobachtet Sie in dieser Altersphase oft sehr genau und stellt eine Verbindung zwischen seinem Verhalten und Ihren Emotionen her (Romer & Haagen, 2007). Hier kann es hilfreich sein, Ihr Kind frühzeitig und dem Alter entsprechend über die Erkrankung aufzuklären. Erklären Sie Ihrem Kind, dass niemand an der Erkrankung „Schuld" hat. Auch in diesem Alter ist es wichtig, alle Auswirkungen durch die Erkrankung auf den Alltag im Vorfeld anzukündigen und möglichst bildlich mit Fotos oder Zeichnungen darzustellen (Johannsen et al., 2025).

Wichtig

Kinder zwischen zwei und sieben Jahren bringen aufgrund ihres Entwicklungsstadiums Krankheit erstmal nur mit etwas in Verbindung, dass für sie konkret beobachtbar ist. Dies bedeutet, dass sie Krankheit mit bestimmten Merkmalen wie „im Bett liegen" oder „einen Gips haben" verbinden (Romer & Haagen, 2007). Wenn ein Elternteil eine ME/CFS-Erkrankung hat, die oftmals nicht direkt sichtbar ist, ist dies für jüngere Kinder zunächst schwer greifbar. Auch dies sollte bei der Aufklärung berücksichtigt werden.

Im *Grundschulalter (6 bis 11 Jahren)* denken Kinder schon sehr konkret über die Erkrankung des Elternteils und die möglichen Folgen nach (Romer & Haagen, 2007). Deshalb brauchen Kinder in diesem Alter schon etwas differenziertere Informationen über die Erkrankung. Nutzen Sie die Geschichten in Kapitel 3.2.2, um die Erkrankung ME/CFS verständlich darzustellen. Oft möchten Kinder in diesem Alter besonders tapfer sein und ihren Eltern möglichst keine zusätzlichen Sorgen bereiten (Johannsen et al., 2025). Dies kann manchmal dazu führen, dass Eltern übersehen, wenn es dem eigenen Kind nicht gut geht. Der regelmäßige Austausch mit dem Kind und ein wachsamer elterlicher Blick auf die Gefühlslage des Kindes können hier sehr hilfreich sein. Feste Alltagsroutinen, Verabredungen mit Gleichaltrigen und Hobbys schaffen besonders in diesem Alter Ablenkung und Halt.

Jugendliche (12 bis 17 Jahren) sind in der Regel schon dazu bereit, eine gewisse Verantwortung für sich und das Familiensystem zu übernehmen. Es kann jedoch passieren, dass dies mit dem natürlichen und altersgerechten Bedürfnis nach Autonomie und Ablösung vom Elternhaus kollidiert (Romer & Haagen, 2007; Johannsen et al. 2025). Hier ist es wichtig, mit dem jugendlichen Kind zu sprechen und ihm zu „erlauben", Freundinnen und Freunde zu treffen und Hobbys nachzugehen. Ebenfalls sollten Jugendliche ihrem Alter entsprechend über die Erkrankung aufgeklärt werden. Auch konkretere Fragen nach der Entstehung der Erkrankung, der genetischen Disposition oder Heilungschancen sollten beantwortet werden. Jugendliche recherchieren oft im Internet zu der Erkrankung und ihren Folgen. Besprechen Sie mit Ihrem Kind, was verlässliche und seriöse Quellen sind. Warten Sie dabei ruhig erst einmal darauf, wann Ihr Kind Gesprächsbereitschaft signalisiert. Achten Sie im Gespräch mit Ihrem jugendlichen Kind besonders darauf, sich auf Augenhöhe zu begegnen und die Sichtweise des Kindes ernst zu nehmen und anzuerkennen.

3.2 Kontrolle: Die Welt um sich herum verstehen

Zusammengefasst

Legen Sie fest, welche Regeln und Abläufe Sie in Ihrem Familienalltag haben wollen. Ihr Kind kann je nach Alter auch schon Verantwortung für Aufgaben übernehmen. Klären Sie Ihr Kind altersentsprechend über die Erkrankung ME/CFS auf. Helfen Sie Ihrem Kind, die Situation zu verstehen und zu verarbeiten, damit es einen Umgang damit finden kann.

3.2.1 Schritt 1: Routinen finden

Wie kann ein Kind die Welt um sich herum als verlässlich wahrnehmen, auch wenn ein Elternteil schwer erkrankt ist und sich dadurch das gesamte Familiensystem verändert? Hier kann ein Grundsatz genutzt werden, der auch für die reguläre Erziehung von Kindern gilt: Setzen Sie feste Routinen und Strukturen ein. Bleiben Sie aber gleichzeitig flexibel genug, damit nicht mehr Stress entsteht als nötig. Feste Strukturen geben Kindern Verlässlichkeit und helfen ihnen, sich in ihrer Umwelt zu orientieren. Gleichzeitig haben Sie als Eltern weniger Aufwand, Abläufe zu erklären und können Ihren Kindern mit der Zeit – je nach Alter und Entwicklungsstand – etwas Eigenverantwortung geben. Ein paar Beispiele:

- Das Kind legt abends die Kleidung für den Vortag raus, damit Sie morgens Energie sparen können.
- Das Schulbrot kann abends von einem Elternteil oder morgens vom Kind geschmiert werden.
- Legen Sie ein Abendritual fest, dass die Schlafenszeit einläutet, z.B. etwas vorlesen. Wenn das aufgrund der elterlichen Erkrankung nicht möglich ist, kann das Kind alternativ z.B. ein Hörbuch nutzen.
- Wenn Sie sich die Erziehung teilen: Legen Sie (gerne schriftlich) fest, wer welche Themen und Aufgaben übernimmt, und teilen Sie diese Zuständigkeit den Kindern mit.
- Führen Sie feste Entspannungszeiten ein. Mit kleinen Kindern kann z.B. die Mittagsruhe gemeinsam genutzt werden, um eine Entspannungsgeschichte zu hören. Ältere Kinder können verinnerlichen, dass nach jeder gemeinsamen Aktivität eine Pause ansteht.

- Gestalten Sie gemeinsam mit Ihrem Kind ein Poster mit Ihrem Tagesablauf. Planen Sie auch Pausen ein. So kann das Kind sich orientieren und Sie wissen, welche Aufgaben und freie Zeiten wann anstehen.

Reflexion

- Welche Routinen nutzen Sie schon? Welche neuen Routinen könnten den Familienalltag vereinfachen? Welche Dinge könnte Ihr Kind eigenständiger erledigen, ohne überfordert zu werden?
- Bei welchen Tagesabläufen gibt es seit Ihrer Erkrankung häufiger Konflikte, weil Sie über Ihr Energielevel hinausgehen oder Ihre Kinder nicht wissen, was von Ihnen erwartet wird? Wie können Sie diese Situationen für alle Beteiligten vereinfachen?

Übung: Unser Tagesplan

Es gibt viele kreative Möglichkeiten, einen Tagesplan zu erstellen. Besonders schön ist es, wenn Sie diesen zusammen mit den Kindern basteln und gut sichtbar aufhängen. So erhält dieser Plan eine größere Verbindlichkeit, da sich alle Familienmitglieder mit diesem Tagesplan identifizieren. Wenn Ihnen die körperlichen und zeitlichen Ressourcen fehlen, um einen Plan zu basteln: Es gibt viele schöne Tagesplaner zu kaufen.

Möchten Sie gemeinsam mit den Kindern einen eigenen Plan entwerfen, bietet es sich an, eine Magnettafel zu besorgen, sowie kleine Blanko-Magnettäfelchen, die mit Bildern beklebt, bemalt oder bedruckt werden können. Auch magnetisches bedruckbares Fotopapier lässt sich gut verwenden. Alternativ reicht aber auch eine große Pappe, sowie Haftnotizen, die bemalt und beschrieben werden können.

Überlegen Sie gemeinsam mit den Kindern, welche Aktivitäten sich täglich wiederholen. Bemalen, beschreiben oder bekleben Sie die Haftnotizen bzw. Magnettäfelchen mit Wörtern und/oder Bildern, die für diese Alltagsroutinen stehen. Sie können z. B. mit einem Wecker oder einem Anzieh- und Zahnputzsymbol starten, dem sich das Frühstück als zweites Bild anschließt. Dann folgt ein Bildchen mit spielenden oder lernenden Kindern als Symbol für Schule und Kindergarten. Ein Essenssymbol für das gemeinsame Mittagessen könnte sich anschließen. Nun kann ein gemeinsames Symbol für eine „aktive Erholung“

ausgesucht werden, das dem Mittagessen folgt. Es zeigt an, dass nun für alle eine Pause ansteht. Schauen Sie, ob dieses Symbol an mehreren Stellen des Tages aufgeklebt werden sollte, um zu signalisieren, dass nach jeder Aktivität auch eine Ruhephase folgt.

Nach der Mittagspause können Bildchen unterschiedlichster Art und Weise genutzt werden. Symbole für Hausaufgaben, Spielverabredungen, Arzttermine oder Hobbys können ganz nach Ihrer Kreativität gebastelt und angeheftet werden. Im Anhang auf Seite 140 finden Sie einige Symbole/Piktogramme, die Sie kopieren, ausschneiden und für Ihren Tagesplan nutzen können (in den Online-Materialien finden Sie die Piktogramme in Farbe zum Ausdrucken). Achten Sie darauf, dass vielleicht auch schon gekennzeichnet ist, wer diese Aktivität mit den Kindern macht. Dies gibt allen eine Planungssicherheit.

Zum Abend folgen dann wieder Symbole für das Abendessen sowie die abendlichen Rituale wie gemeinsames Umziehen und Bett-fertig-Machen, Hörspiel hören oder Gute-Nacht-Geschichte lesen.

So strukturiert, wie sich dieser Tagesplan anhört, so flexibel sollten Sie dabei dennoch bleiben. Dieser Plan kann allen eine gewisse Verlässlichkeit geben und er schafft Routinen, die Ihren Kindern Sicherheit geben. Wichtig ist aber, dass allen bewusst sein sollte, dass es auch immer wieder zu (kurzfristigen) Veränderungen kommen kann.

Wenn Sie die Möglichkeit haben, setzen Sie sich täglich (z.B. nach dem Abendessen) gemeinsam hin und planen den kommenden Tag.

3.2.2 Schritt 2: Kindgerecht aufklären

Auch wenn Eltern erst einmal den verständlichen Impuls haben könnten, so viel Leid wie möglich von ihrem Kind fernzuhalten, ist eine Aufklärung des Kindes über ME/CFS sehr wichtig. In einer Studie teilten Kinder von chronisch kranken Eltern mit, dass sie sich wünschen, Eltern könnten ihre Fragen zur Erkrankung beantworten und ihnen helfen, die Erkrankung zu verstehen (Oja et al., 2019). Dabei sollten natürlich das Alter des Kindes und der Schweregrad der Erkrankung berücksichtigt werden (weitere Infos finden Sie in Kapitel 3.1). Da ME/CFS sehr unterschiedliche Ausprägungen hat, kann es sich lohnen, wenn sich die Eltern oder der Elternteil in einem ruhigen Moment Gedanken dazu machen, mit welchen Informationen die Erkrankung für das eigene Kind erklärbar wird. Wichtig für ein Gespräch über ME/CFS:

- Warten Sie einen Moment ab, in dem das Kind von sich aus Gesprächsbereitschaft signalisiert. Häufig haben Kinder „offene Fenster“, in denen sie bereit für die Auseinandersetzung mit dem schwierigen Thema sind. Wenn Ihr Kind nach einer Weile das Thema wechselt oder geht, beenden Sie das Thema, weil Ihr Kind damit signalisiert, dass es erst einmal genug Informationen zu verarbeiten hat. Meistens braucht es mehrere Anläufe, bis alle Fragen für den Moment geklärt sind.
- Geben Sie Ihrem Kind Gelegenheit, Fragen zu stellen, und beantworten Sie diese altersentsprechend. Wenn das Kind zum Bespiel fragt, ob Sie bald wieder ganz gesund werden und gemeinsame Ausflüge machen können, können Sie antworten, dass zurzeit einige Forschende daran arbeiten, eine Lösung zu finden, und manche Menschen wieder gesund werden, andere auf die Forschung warten. Wenn Ihr Kind Ärger oder Traurigkeit wegen der Situation spürt, zeigen Sie Ihrem Kind, dass Sie diese Gefühle sehr gut verstehen können und geben Sie ihm Raum für die Gefühle. Tipps zum Umgang mit schwierigen Gefühlen Ihres Kindes finden Sie in Kapitel 3.4.
- Wenn ein Elternteil schwer erkrankt, entwickeln viele jüngere Kinder Schuldgefühle. Dies liegt daran, dass sie aufgrund ihrer Hirnentwicklung die Welt noch überwiegend aus ihrer eigenen Perspektive sehen und ihren Einfluss auf das Geschehen um sie herum überbewerten. Sie denken, dass sie verantwortlich sind für das, was um sie herum geschieht. Deshalb kann es wichtig sein, zu betonen, dass Ihr Kind keine Verantwortung für die Erkrankung hat und nicht „schuld ist“. Gerade bei ME/CFS kann es für das Kind schnell so wirken, als sei sein Verhalten der Auslöser für die Erschöpfung und geringe Belastbarkeit des Elternteils, weil der erkrankte Elternteil ja tatsächlich nach einer Interaktion mit dem Kind eine Pause machen muss und Erziehungssituationen häufig besonders herausfordernd sind. Nutzen Sie gerne eine der folgenden Geschichten, um Ihrem Kind zu erklären, dass Ihr Energielevel durch die Erkrankung insgesamt gesunken ist. Sagen und zeigen Sie Ihrem Kind ruhig immer wieder, dass Sie gerne Zeit mit ihm verbringen, Ihre „Energie“ gerne im für Sie möglichen Rahmen für gemeinsame Momente nutzen und wie Sie es schaffen, Ihre Energie wieder aufzufüllen. Machen Sie Ihrem Kind deutlich, dass es keinerlei Verantwortung dafür trägt, ob es Ihnen gut oder schlecht geht.

- Fokussieren Sie sich darauf, was noch funktioniert und welche schönen Momente mit Ihrem Kind möglich sind. Das ist wichtig, damit das Kind eine Perspektive hat und weiß, wie es mit der Situation umgehen kann. Es hilft Kindern, wenn neben unangenehmen Gefühlen wie Wut oder Traurigkeit auch Platz für angenehme Gefühle wie Freude und Zuneigung ist.

Nun folgen ein paar Beispiele, wie Sie Ihrem Kind ME/CFS erklären können. Passen Sie die Geschichten an Ihre eigene Situation und das Alter Ihres Kindes an und erzählen Sie bei jüngeren Kindern gerne etwas humorvoll und spannend, damit Ihr Kind gerne zuhört.

Die Espressotassen-Geschichte

Bereiten Sie ein Wasserglas, eine Espressotasse, ein Backblech und eine Kanne Wasser vor. Nehmen Sie die Kanne Wasser und das Wasserglas.

„Als ich noch gesund war, hatte ich jeden Tag ein ganzes Wasserglas voll Energie. Erinnerst du dich, was ich alles machen konnte? Ich habe z. B. morgens das Frühstück vorbereitet *(Sie schütten ein bisschen Wasser ins Glas)*, bin zur Arbeit gefahren und habe gearbeitet *(Sie schütten mehr Wasser ins Glas)* und danach haben wir zusammen einen Ausflug gemacht *(Sie schütten wieder Wasser ins Glas)*. Und abends haben wir noch zusammen gekocht und ich habe dir eine lange Geschichte vorgelesen *(Sie befüllen das Glas komplett)*. Ich hatte jeden Tag aufs Neue genug Energie für all diese Sachen.

Leider hatte ich dann aber irgendwann die ______ *(setzen Sie Ihren Auslöser ein, falls bekannt: Infektion, Impfung, Operation etc.)* und seitdem hat mein Körper so sehr zu kämpfen, dass meine Energie weniger geworden ist. Du kannst sie dir vorstellen wie diese Espressotasse hier *(zeigen Sie die Espressotasse)*. Am Anfang habe ich versucht, einfach weiter so viel zu machen wie vorher. Weißt du, was dann passiert ist? *(Sie schütten das Wasserglas über der Espressotasse aus)*

Wenn ich versuche, weiter so viel zu machen, läuft mein Energietank über wie diese Espressotasse. Und dann geht es mir schlechter und ich muss mich ganz lange ausruhen. Das macht also keinen Sinn. Ich muss mir jetzt genau überlegen, wofür ich meine Energie aufbringen möchte, was mir besonders wichtig ist – z. B. schöne Zeit mit dir –, und dann kann ich ein bisschen Energie verbrauchen *(Sie leeren die Espressotasse und schütten ein bisschen Wasser aus der Kanne ein).*

Wichtig ist aber, dass ich mich nach jeder Aktivität ausruhe, damit das Wasser wieder verdunsten kann *(Sie trinken einen kleinen Schluck ab).* Und dann kann ich wieder etwas Kleines machen. Du siehst also, es liegt nicht an dir oder an anderen Menschen, dass ich mich so schnell schlapp und müde fühle, sondern daran, dass mein Energietank kleiner geworden ist und ich mehr Pausen brauche."

Sie können anschließend gemeinsam überlegen, für welche Aktivitäten Sie die „Espressotassen-Energie" nutzen möchten und wie Sie es vereinbaren können, dass vorher und nachher Pausen stattfinden.

Die Löffel-Theorie

Vielleicht kennen Sie diese Geschichte bereits: Sie wurde von der chronisch erkrankten Bloggerin Christine Miserandino (2003, zit. in Das, 2025) als Spoon Theory publiziert. Sie brauchen 12 Löffel, um Ihrem Kind anhand dieser Theorie ME/CFS zu erklären.

„Gesunde Menschen haben für all das, was sie jeden Tag machen, genug Energie übrig. Wenn die Energie mal weniger wird, füllt sich die Energie nach einer kurzen Pause wieder auf. Erinnerst du dich, was ich vor meiner Erkrankung alles machen konnte? Ich habe morgens Frühstück gemacht, bin zur Arbeit gefahren, habe gearbeitet, habe dich aus der Schule abgeholt, dich zum Training gefahren, abends haben wir zusammen gegessen und, wenn ich noch genug Energie hatte, bin ich joggen gegangen oder habe eine Freundin getroffen. Für all das war genug Energie da.

Wenn jetzt z. B. eine ______ *(setzen Sie Ihren Auslöser ein, falls bekannt: Infektion, Impfung, Operation etc.)* den Körper schwächt, dann hat man jeden Tag viel weniger Energie zur Verfügung. Stell dir vor, Menschen mit meiner Krankheit haben jeden Tag 12 Löffel als Energieeinheit. Und jede kleine Aktivität braucht einen Löffel auf.

Zum Frühstückmachen gehört z. B. *(Sie nehmen wieder die 12 Löffel und legen für jede Tätigkeit einen Löffel aus der Hand)* aufzustehen, in die Küche zu gehen, den Kühlschrank zu öffnen, Butter und Käse rauszunehmen, das Brot aus dem Schrank zu holen, Teller auf den Tisch zu stellen, Messer dazuzulegen und sich an den Tisch zu setzen. Damit wären schon acht Löffel aufgebraucht und es sind nur noch vier Löffel für den Tag übrig.

Und das ist der Grund, warum ich seitdem so viel weniger tun kann, auch wenn ich große Lust dazu habe. Ich muss mir genau überlegen, wofür ich die Energie-Löffel ausgebe. Zum Beispiel für schöne gemeinsame Momente mit dir, die mir sehr wichtig sind. Oder für den Arztbesuch, der mir vielleicht weiterhelfen kann. Manchmal leihe ich mir zwei Löffel vom nächsten Tag aus, aber dann starte ich am nächsten Tag mit 10 anstatt 12 Löffeln. Manche Aktivitäten brauchen auch mehr Löffel als andere.

Wenn wir beide etwas Ruhiges zusammen machen, braucht das vielleicht einen Löffel auf, wenn wir auf den Spielplatz gehen oder ich dir etwas vorlese, sind das vier Löffel. Ich hoffe, du verstehst, dass ich weniger machen kann, weil ich weniger Energie zur Verfügung habe, und nicht, weil ich keine Lust habe oder dein Verhalten zu anstrengend wäre."

Bilderbuch zu ME/CFS. Sie können auch ein Bilderbuch nutzen, um Ihrem Kind die Symptomatik zu erklären. Das Buch „MElinus, Calea, Fritzi und Sammy erklären ME/CFS und Long Covid" (Kühnl, 2022; Altersempfehlung: 5 bis 8 Jahre) wurde von Betroffenen entwickelt und erklärt die Symptomatik und die Einschränkungen im Alltag anhand einer Tiergeschichte. Nutzen Sie die Gelegenheit, während des Vorlesens die Fragen des Kindes zu beantworten und Raum für Gefühle zu lassen. Sie können anschließend überlegen, was Sie trotz der Erkrankung noch zusammen machen können und welche schönen gemeinsamen Momente Sie weiterhin erleben.

3.2.3 Schritt 3: Regelmäßiger Austausch

Kinder sind sehr empfindsam, wenn es darum geht, Stimmungen innerhalb der Familie zu erspüren. Sie merken schon sehr früh, wenn sich im Familiensystem etwas verändert hat oder es einem Familienmitglied nicht gut geht. Daher ist es wichtig, die Kinder nicht nur über die Erkrankung aufzuklären, sondern sie auch in den Anpassungsprozess an die neue Situation mit einzubeziehen, regelmäßig Austausch anzubieten und sie immer wieder dort abzuholen, wo sie in der Verarbeitung und Anpassung gerade stehen.

Beim gemeinsamen Essen oder auch beim abendlichen Ins-Bett-Bringen bieten sich Zeitfenster, um über das aktuelle Erleben, über Gefühle, Sorgen und Wünsche zu sprechen. Ein Gefühlstagebuch kann hier als Einstieg helfen (vgl. Beschreibung in Kapitel 3.4.2). Ältere Kinder öffnen sich häufig, wenn es sich nicht wie ein klassisches „Vier-Augen-Gespräch" anfühlt. Hier können gemeinsame Aktivitäten oder auch die Fahrt im Auto ein Gesprächsöffner sein.

Sie können sich auch als Familie regelmäßig zusammenfinden, um miteinander in den Austausch zu kommen. Dies kann einmal die Woche oder auch alle zwei Wochen stattfinden. Themen dieser Zusammenkunft könnten sein:

- Austausch über aktuelle Themen (Schule, Hobby, Freundschaften),
- Wohlbefinden innerhalb der Familie (Wie geht es jedem Familienmitglied in der aktuellen Situation? Was ist gut, so wie es ist? Was sollte sich ändern?),
- Wünsche für die kommende Woche.

Vielleicht fallen Ihnen noch Themen ein, die für Ihre Familie besonders aktuell sind. Im Folgenden finden Sie einen beispielhaften Ablauf eines solchen Zusammenkommens, angepasst an die besonderen Bedürfnisse von Familien mit einem ME/CFS-erkrankten Elternteil.

Übung: „Familienrunde"
(in Anlehnung an Dreikurs & Soltz, 2024)

Suchen Sie sich einen geeigneten Zeitpunkt, an dem Sie als Familie ungestört sind. Schaffen Sie eine gemütliche Atmosphäre, indem Sie z. B. eine Kerze anzünden oder das Licht etwas dimmen. Legen Sie einen zeitlichen Rahmen fest, der für alle Familienmitglieder gut umsetzbar ist. Die Aufmerksamkeitsspanne des erkrankten Elternteils sollte hier berücksichtigt werden, falls er teilnimmt. Kleinere Kinder bis sechs Jahren haben noch eine geringe Konzentration von etwa 10 Minuten. Ab dem Schulalter können Sie häufig schon 20 bis 30 Minuten für die Gesprächsrunde einplanen.

1. Gesprächsregeln festlegen

Besprechen Sie vorab gemeinsam ein paar Gesprächsregeln, damit diese Gesprächsrunde wertschätzend und konstruktiv verläuft. Regeln könnten sein:

- Jedes Anliegen wird ernst genommen. Alle Familienmitglieder sind gleichwertig, die jüngeren Kinder dürfen genauso viel Raum zum Erzählen bekommen wie die Erwachsenen und alle Wünsche und Sorgen werden gehört.
- Ein Anliegen wird eher als Wunsch und nicht als Vorwurf formuliert (z.B. „Ich wünsche mir von dir, dass ...“). Auch kann es hilfreich sein, sich auf konkrete Anliegen zu beziehen und Verallgemeinerungen zu vermeiden (z.B. „Gestern hattest du gar keine Zeit, mit mir zu spielen. Das hat mich traurig gemacht“). Das braucht sicher etwas Übung. Helfen Sie Ihren Kindern dabei, die Sätze umzuformulieren.
- Lassen Sie einander ausreden. Um zu vermeiden, dass ein Familienmitglied zu lange spricht, können Sie eine zeitliche Begrenzung (z.B. eine Minute Redezeit im Wechsel) festlegen, ggf. mit einer Eier- oder Sanduhr.

2. Festlegen, wer Protokoll führt

Wenn Sie möchten, legen Sie eine Person fest, die Protokoll führt, durch das Gespräch leitet, auf die Gesprächsregeln achtet und die wichtigsten Inhalte und Vereinbarungen festhält. Wichtig: Diese Rolle dürfen auch die Kinder übernehmen. Dies ist besonders wichtig, da sie sich in dieser Aufgabe selbstwirksam erleben dürfen und spüren, dass sie ernst genommen werden.

3. Komplimente-/Dankbarkeitsrunde

Beginnen Sie mit einer ersten Runde, in der Sie einander etwas Positives sagen. Jeder sollte für jeden innerhalb der Familie etwas Wertschätzendes benennen. Dies kann etwas Allgemeines sein (z.B. „Es ist so schön, dass du für mich da bist“) oder sich auf etwas Konkretes beziehen (z.B. „Danke, dass du mir gestern beim Abwasch geholfen hast“). Da wir diese positiven Rückmeldungen im Alltag oft vernachlässigen, sind sie hier besonders wichtig und erfordern sicher etwas Übung. Bleiben Sie am Ball. Äußert eine Person in dieser Runde den Wunsch, während der folgenden Runden zu pausieren, sollte dies respektiert werden.

4. Austausch über aktuelle Themen

In der nächsten Redezeit darf jede Person davon erzählen, was sie in der letzten Woche oder in den letzten Tagen bewegt hat.

Erzählen Sie hier ruhig auch *kindgerecht* von Ihrem Alltag mit der Erkrankung (z. B. „Gestern hatte ich einen guten Termin bei meinem Arzt. Er war sehr interessiert und hat sich viel Zeit für mich genommen“) oder von Ihrer Arbeit (z. B. „Diese Woche hatten wir einen wichtigen Auftrag. Das hat mich ganz schön beschäftigt und ich war abends oft müde“). Diese Offenheit gibt Ihren Kindern das Gefühl, an Ihrem Leben teilhaben zu dürfen, und es ermuntert sie, ebenfalls von sich zu erzählen.

5. Gefühle, Sorgen, Wünsche

Nun kann jeder davon erzählen, wie es ihm gerade geht, was ihn diese Woche vielleicht traurig gemacht hat oder was ihn besonders gefreut hat. Auch ist hier Platz, um Wünsche zu äußern. Gehen Sie auch hier wieder als Beispiel voran und beschreiben Sie *kindgerecht* Ihre Gefühle (z. B. „Diese Woche gab es tolle Momente, über die ich mich sehr gefreut habe. Besonders das gemeinsame Hörspiel zu hören war schön. Am Samstag war ich ganz traurig, dass ich euren Auftritt verpasst habe. Danke, dass ihr mir ganz viel davon erzählt habt. Ich freue mich, dass ihr da eine gute Zeit hattet“). Benennen Sie konkrete Wünsche (z. B. „In der letzten Woche haben wir uns sehr selten gemeinsam zum Abendessen zusammengesetzt. Das hat mir gefehlt. Ich würde mich freuen, wenn wir uns das für die nächste Woche vornehmen“). Mithilfe der Gefühlskarten (vgl. Übung „Unsere Gefühle-Sammlung“, Seite 72) können auch schon kleine Kinder ihre Gefühle benennen. Nehmen Sie auch die Wünsche Ihrer Kinder ernst und suchen Sie gemeinsam nach Lösungen.

6. Gemeinsamer Abschluss

Besonders schön kann es für Sie als Familie sein, wenn Sie zum Abschluss noch ein gemeinsames Ritual schaffen. Essen Sie zusammen ein Eis oder ein Stück Kuchen oder machen Sie gemeinsam eine kleine Entspannungsreise.

Diese gemeinsamen Familien-Gesprächsrunden können natürlich auch nur durch den gesunden Elternteil angeleitet werden. Ziel dieses Zusammenkommens ist es, den Kindern einen Raum zu bieten, über die aktuellen Belastungen zu sprechen, sowie eine Kultur innerhalb der Familie zu schaffen, die den Kindern das Gefühl gibt, mit ihren Themen gesehen und ernst genommen zu werden.

3.3 Bindung: Eine liebevolle Beziehung stärken

Zusammengefasst

Kinder brauchen liebevolle, verlässliche Beziehungen. Sie müssen als Eltern aber nicht perfekt sein: Überprüfen Sie, wie hoch Ihre Erwartungen an sich selbst als Elternteil sind. Finden Sie einen nachsichtigen Umgang mit sich selbst. Falls gerade wenig Kontakt mit Ihrem Kind möglich ist: Alle positiven Erinnerungen aus gemeinsamen Zeiten sind in Ihrem Kind gespeichert. Auch andere Erwachsene können Ihrem Kind in schwierigen Zeiten eine verlässliche Beziehung anbieten, damit es sich gesund entwickeln kann. Sagen Sie Ihrem Kind Bescheid, wenn Sie Pausen brauchen, und finden Sie passend zu Ihrem Energielevel einen Weg, Ihre Liebe auszudrücken.

Eine positive Bindung zwischen Eltern und Kind ist wichtig, damit die Welt für das Kind ein sicherer Ort ist. Sie entsteht, wenn Eltern liebevoll und verlässlich auf die Bedürfnisse des Kindes reagieren. Aber wie ist es möglich, die Bindung zu stärken, wenn die Energie des Elternteils durch ME/CFS sehr niedrig ist?

3.3.1 Schritt 1: Die eigenen Ansprüche überprüfen

Viele Menschen, die an ME/CFS erkranken, haben einen hohen Anspruch an sich selbst und ihre Leistung. Vor der Erkrankung waren sie häufig sehr aktiv. Auch als Eltern stellen sie möglicherweise hohe Erwartungen an sich selbst. Wenn dann etwas nicht gelingt oder die eigenen Erwartungen nicht erfüllt werden, entstehen Schuld- und Versagensgefühle. Viele Menschen berichten auch von einem „inneren Kritiker", einer Stimme, die immer wieder schimpft, dass man nicht gut genug ist oder nicht genug macht. Diese Verhaltensmuster, die auch gesunde Eltern haben, werden dann, wenn die eigenen Ressourcen sehr begrenzt sind, zu einem besonders großen Stressauslöser.

Reflexion

- Wie wichtig ist es Ihnen, ein guter Elternteil zu sein und Ihr Kind bestmöglich zu unterstützen?
- Wie oft gehen Sie über eigene Grenzen, um Ziele zu erreichen?
- In welchen Situationen fühlen Sie sich unter Druck, etwas schaffen zu müssen?
- Kennen Sie den inneren Kritiker bei sich selbst? Falls ja, wann taucht er auf und was sagt er Ihnen?
- Häufig sind wir mit uns selbst strenger als mit anderen Menschen. Denken Sie einmal nach:
  Was würden Sie einer guten Freundin oder einem guten Freund raten, wenn diese oder dieser Ihnen davon erzählt, als Elternteil nicht gut genug zu sein und immer wieder das Gefühl zu haben, als Elternteil zu versagen?

Aus der Perspektive der Freundin oder des Freundes würden Sie vielleicht Mut machen, die Bemühungen anzuerkennen und die eigenen Stärken mehr zu sehen, anstatt sich selbst immer wieder fertig zu machen. Und genau diesen Blick können Sie für sich selbst üben: Sprechen Sie mit sich selbst wie eine gute Freundin oder ein guter Freund. In der Psychologie gibt es das Konzept der „good enough parents" (Winnicott, 1953): *Sie müssen als Elternteil nicht perfekt sein – Es reicht aus, gut genug zu sein.* Und das bedeutet, dass Sie nicht immer alle Bedürfnisse Ihres Kindes erfüllen müssen, damit sich dieses gesund entwickelt. Es reicht, dass die Bedürfnisse des Kindes so weit erfüllt werden, dass es sich nie komplett verlassen fühlt.

Gerade wenn ME/CFS stark ausgeprägt ist, kann es Zeiten geben, in denen sehr wenig oder gar kein Kontakt mit dem eigenen Kind möglich ist. Erinnern Sie sich in so einer Situation daran, dass die bisherigen Beziehungserfahrungen in Ihrem Kind abgespeichert sind, auch wenn es noch klein sein sollte. Jede positive Erfahrung, die Sie gemeinsam erlebt haben, verbindet Ihr Kind und Sie auch dann, wenn gerade wenig möglich ist. Und ein weiterer wichtiger Punkt: Es muss nicht zwangsläufig ein leiblicher Elternteil sein, der mit dem Kind eine verlässliche, enge Beziehung eingeht. Auch Personen aus der Nachbarschaft, Lehrkräfte oder andere Erwachsene können in schwierigen Zeiten einen verlässlichen Kontakt anbieten, damit ein Kind sich weiter gesund entwickeln kann (Werner & Smith, 1979; Lenz & Kuhn, 2011). Dies ist kein Ersatz für die Eltern-Kind-Beziehung, kann aber eine zusätzliche Ergänzung für eine Krisenzeit sein.

Wenn Sie Wut oder Trauer spüren, weil Sie gerne mehr für Ihr Kind da wären, als es momentan möglich ist, ist dies absolut verständlich. Die meisten Eltern möchten für Ihr Kind da sein und es unterstützen. Durch die Erkrankung ME/CFS sind Sie gezwungen, auf Ihre Belastungsgrenze zu achten, um zu verhindern, dass Sie noch weniger Zeit mit Ihrem Kind verbringen können. Wenn Sie also gut auf sich achten, ist das ein wichtiger Schritt, um weiter in einem gewissen Rahmen für Ihr Kind präsent sein zu können.

3.3.2 Schritt 2: Die Beziehung stärken

Was können Sie tun, um die Bindung zu Ihrem Kind trotz der Erkrankung zu stärken? Es gilt, Wege zu finden, die für beide Seiten passen, die also dem Kind das Gefühl geben, geliebt zu sein, und Ihre verfügbare Energie berücksichtigen. Dabei können Sie sich vom Konzept „Die fünf Sprachen der Liebe“ (Chapman, 2004) inspirieren lassen, das verschiedene Wege zusammenfasst, mit denen Menschen ihre Liebe ausdrücken können. Es gibt keine wissenschaftlichen Belege dafür, dass jeder Mensch eine bestimmte „Sprache“ bevorzugt, aber Sie können ja einmal experimentieren, welche Strategien für Sie und Ihr Kind besonders gut funktionieren.

- *Lob und Anerkennung:* Loben Sie Ihr Kind und feiern Sie gemeinsam Erfolge.
- *Gemeinsame Zeit:* Schenken Sie sich Zeit, die Sie gemeinsam verbringen. Dabei kann das Kind auch Vorschläge machen, wie es die gemeinsame Zeit gerne verbringen möchte. Sie können dann prüfen, ob das mit Ihrem Energielevel möglich ist, und einen Gegenvorschlag machen (z. B. spielen, vorlesen, fernsehen, zusammen eine Entspannungsreise hören).

- *Geschenke:* Überraschen Sie Ihr Kind mit einem kleinen Geschenk. Häufig sind es besonders die kleinen Aufmerksamkeiten, die Freude machen, z. B. die Lieblings-Zeitschrift, ein paar schöne Stifte, die lange schon gebraucht werden, oder etwas Süßes. Wenn Sie gerade keinen direkten Kontakt mit Ihrem Kind haben können, schreiben Sie kurze Nachrichten (per Smartphone oder Post) oder lassen Sie eine andere Person in Ihrem Namen kurze Botschaften übermitteln.
- *Hilfsbereitschaft:* Helfen Sie Ihrem Kind, wenn es ein Problem hat, oder bieten Sie an, etwas Schwieriges gemeinsam zu machen, falls das für Sie möglich ist.
- *Zärtlichkeit:* Falls Ihr Kind das gerne mag, kuscheln Sie zusammen, streichen Sie Ihrem Kind über den Kopf oder bieten Sie eine kleine Massage an.

Übung: Gemeinsame Spielzeit

Wenn Sie einmal genug Energie dafür haben sollten, setzen Sie sich zu Ihrem spielenden Kind und beobachten Sie es, ohne einzugreifen. Nehmen Sie ganz genau wahr, was Ihr Kind tut, ohne sein Verhalten zu bewerten, und tauchen Sie in die kindliche Sichtweise ein. Lächeln Sie Ihrem Kind zu. Wenn Ihr Kind Sie dazu einlädt, beginnen Sie gemeinsam unter der Regie des Kindes zu spielen. Zeigen Sie Interesse an den Ideen und der Fantasie Ihres Kindes und spüren Sie die Verbundenheit in diesem Moment.

Bei Jugendlichen: Zeigen Sie Interesse an der Lebenswelt Ihres jugendlichen Kindes. Lassen Sie sich Musik oder Computerspiele zeigen, die es gerade beschäftigen. Halten Sie sich mit Bewertungen zurück und nehmen Sie authentisch eine neugierige, interessierte Haltung ein. Manchmal kann das ein Türöffner sein für weitere Gespräche oder Sie genießen einfach den gemeinsamen Moment.

Übung: Wettermassage

Setzen Sie sich abends oder in einem ruhigen Moment zu Ihrem Kind und bieten Sie ihm eine Rückenmassage an. Ihr Kind legt sich neben Ihnen auf den Bauch. Erzählen Sie diese Geschichte, die Sie mit Ihren Händen auf dem Rücken zum Leben erwecken:

„Eine kleine Maus saß auf einer Wiese und knabberte Grashalme (*kitzeln Sie leicht mit Ihren Fingern über den Rücken*). Um sie herum wuchsen gelbe, rote und blaue Blumen.

Der Himmel war blau und wolkenlos. Die Sonne wärmte die Wiese mit ihren langen Sonnenstrahlen und auch die Maus fühlte sich warm und zufrieden (*streichen Sie mit den flachen Händen über den Rücken, um die wärmenden Sonnenstrahlen zu symbolisieren*).

Auf einmal spürte die Maus einen Windhauch, der über die Wiese zog (*pusten Sie leicht über den Rücken*). Am Himmel erschienen Wolken, die immer größer wurden und immer schneller über den Himmel zogen. Der Wind wurde stärker und stärker (*pusten Sie immer stärker mit angenehmer Intensität*).

Ein einzelner, kleiner Regentropfen landete auf dem Näschen der Maus (*tippen Sie mit einem Finger auf den Rücken*). Die Maus unterbrach ihr Essen und schaute sich um. Gleich würde der Regen beginnen und die kleine Maus wusste, dass sie sich vor dem Regen besser in Sicherheit bringen sollte.

Die Regentropfen wurden immer größer und mehr (*tippen Sie mit den Fingern immer schneller auf den Rücken*). Ihr Mauseloch war zu weit entfernt. Da erblickte die kleine Maus mehrere Sonnenblumen, die nebeneinander gewachsen waren und mit ihren großen Köpfen den Boden vor den Regentropfen abschirmten. Schnell flitzte sie dorthin und stellte sich unter (*spielen Sie mit Ihren Fingern die trippelnden Schritte der Maus*).

An ihrem sicheren Ort beobachtete die kleine Maus die Regentropfen, die auf den Boden prallten und wie ein Wasserfall rauschten (*imitieren Sie ein Rauschen*). Plötzlich durchzuckte ein Blitz den Himmel (*zischen Sie und malen Sie die Zacken des Blitzes auf den Rücken*). Ein Donnern folgte hinterher (*klopfen Sie mit den flachen Händen auf den Rücken*). Der Wind pfiff weiter über die Wiese.

Irgendwann wurde das Prasseln des Regens langsamer. Die Regentropfen wurden kleiner und fielen nur noch vereinzelt auf die Erde (*tippen Sie mit den Fingern immer langsamer und leichter auf den Rücken*). Der Wind wurde milder (*pusten Sie noch einmal*) und die Wolken zogen davon (*streichen Sie mit flachen Händen über den Rücken*). Als die letzten Tropfen gefallen waren, schüttelte sich die kleine Maus (*wischen Sie mit den Händen über den Rücken*), bis sie wieder trocken und sauber war. Sie kletterte auf einen Stein, legte sich dorthin und genoss die Sonnenstrahlen, die nun wieder ihren Körper wärmten *(fahren Sie abschließend von oben nach unten mit den Fingerspitzen beider Hände über den Rücken).*"

Diese Geschichte können Sie beliebig kürzen, ändern oder ausbauen. Nutzen Sie Ihre Fantasie, um passende Massage-Geschichten für Ihr Kind zu finden.

3.4 Selbstwirksamkeit: Eigene Erfolge erleben

Zusammengefasst

Unterstützen Sie Ihr Kind, indem Sie es ehrlich loben und ihm Aufmerksamkeit schenken. Geben Sie Ihrem Kind Raum für Leichtigkeit und positive Momente auch außerhalb der Familie. Achten Sie darauf, dass Ihr Kind nicht zu viel Verantwortung übernimmt. Helfen Sie Ihrem Kind, unangenehme Gefühle wie Wut, Trauer und Angst zu verarbeiten und angenehme Gefühle in den Alltag zu integrieren.

Kinder mit einem ME/CFS-erkrankten Elternteil benötigen, genau wie alle anderen Kinder auch, Erfahrungen in ihrem Alltag, bei denen sie sich erfolgreich und wertvoll fühlen. Diese positiven Erfahrungen können ein Puffer sein, der die Belastungen etwas abfedert und ihnen vermittelt, auch in schwierigen Lagen handlungsfähig zu sein.

3.4.1 Schritt 1: Lob und Wertschätzung

Um ein gutes Selbstwertgefühl zu entwickeln, brauchen Kinder Eltern und Erwachsene, die ihnen Aufmerksamkeit schenken, ihnen wertschätzende Rückmeldungen geben und sie loben. Der Alltag bietet immer wieder die Möglichkeit, Kinder positiv zu bestärken. Sei es, dass Sie ein Lob aussprechen, z. B. dafür, dass es toll den Frühstückstisch gedeckt, einen so schönen Blumenstrauß gepflückt hat oder dass es kreativ mit dem kleinen Bruder gespielt hat.

Wichtig, wenn Sie loben: Schenken Sie Ihrem Kind in diesem Moment möglichst die ungeteilte Aufmerksamkeit und gehen Sie auf Augenhöhe, um Blickkontakt zum Kind zu haben. Wenn Sie bettlägerig sind, nutzen Sie die kleinen Zeitfenster, in denen Kontakt möglich ist, um wertschätzende Worte an Ihr Kind zu richten. Auch ein liebevoller Blick kann bereits eine positive Rückmeldung sein.

Wenn es Ihnen möglich ist: *Benennen* Sie, was Sie sehen (z. B. „Du hast ja toll den Tisch gedeckt. Super, dass du sogar ein paar Blumen auf den Tisch gestellt hast. Und an meine Lieblingstasse hast du auch gedacht"), *beschreiben* Sie, wie Sie sich fühlen (z. B. „Ich freue mich wirklich sehr darüber"), und *vermeiden* Sie ein „aber" (sagen Sie z. B. nicht: „Aber leider hast du die Messer vergessen"). Ein Lob sollte immer positiv stehen bleiben. Schauen Sie dabei nicht nur auf Erfolge und Leistung, sondern auch auf Bemühungen, Entwicklung und das Interesse Ihres Kindes.

Reflexion

Für welches Verhalten oder welche Idee können Sie Ihr Kind heute loben? Welche Eigenschaften Ihres Kindes machen Sie stolz? Welchen Moment haben Sie gemeinsam genossen? Nennen Sie gerne auch „kleine" Dinge, die gut gelaufen sind.

Übung: Ein schöner Tagesabschluss

Setzen Sie sich abends gemeinsam ins Bett Ihres Kindes. Zünden Sie gerne eine Kerze an oder knipsen Sie ein gemütliches Licht an. Erzählen Sie sich dann abwechselnd, was Sie heute Schönes erlebt haben, das Ihnen ein positives Gefühl von Freude, Liebe oder Mut gegeben hat. Stellen Sie sich vor, dass Sie all diese Momente in Ihrer Fantasie in eine Schatzkiste legen, die Sie jederzeit öffnen können, um sich an die Momente zu erinnern.

Sie können die Situation auch nutzen, um sich gegenseitig positives Feedback zu geben. Was hat Ihnen heute am Verhalten der anderen Person gefallen, was hat Ihnen geholfen oder gutgetan, worüber haben Sie sich für die andere Person gefreut?

Um einen positiven Selbstwert zu entwickeln, gehört neben den wertschätzenden Rückmeldungen von Eltern und Erwachsenen auch die Erfahrung, dass Mama und Papa einen wertschätzenden Blick auf sich selbst haben. Denn Kinder lernen am Beispiel. Schauen auch Sie mit Wohlwollen auf sich selbst und lenken Sie immer wieder den Blick auf die kleinen „Marmeladenglas-Momente“ im Alltag. Dies fällt dann besonders schwer, wenn es einem nicht gut geht, man (schwer) krank ist und man sich nicht im Einklang mit dem eigenen Körper fühlt.

Reflexion

- Was ist Ihnen heute gut gelungen?
- Wofür können Sie sich selbst heute auf die Schulter klopfen?
- Wofür sind Sie heute dankbar?

Hier geht es nicht um die vermeintlich großen Dinge des Lebens; schauen Sie auf das Kleine: den Sonnenstrahl, der durchs Fenster scheint, das Telefonat mit Ihrer Freundin, das Vogelgezwitscher am Morgen.

Wenn Sie den Eindruck haben, dass es Ihnen schwerfällt, die positiven Dinge bei sich selbst und Ihrem Kind zu sehen, finden Sie in Kapitel 4 Anregungen, die Ihnen helfen können, den Blick wieder etwas für das Positive um Sie herum zu schärfen.

3.4.2 Schritt 2: Gefühlen Raum geben

Kinder mit einem chronisch erkrankten Elternteil erleben in ihrem häuslichen Alltag immer wieder Situationen, in denen es ihrer Mama oder ihrem Papa nicht gut geht. Sie spüren die unausgesprochene Schwere, die mit der Erkrankung des Elternteils einhergeht, und erleben, dass die Erkrankung Einschränkungen für alle Familienmitglieder mitbringt. Bei ME/CFS kommt hinzu, dass die Erkrankung „unsichtbar“ ist und damit schwer greifbar ist sowie immer wieder Schwankungen unterliegt. Ihre Kinder erleben mit der Erkrankung eine bunte Mischung an Gefühlen. Sei es, dass sie sich wütend fühlen, weil die Mama durch die Krankheit keine Ausflüge mehr mitmachen kann. Mal kann Papa etwas vorlesen, dann braucht er wieder absolute Ruhe und Schonung. Oder sie haben Angst, dass die Erkrankung für immer bleiben könnte.

Alle Gefühle – unangenehme Gefühle wie Wut, Trauer und Angst, aber auch angenehme Gefühle wie Freude oder Erleichterung und Zuneigung – haben ihre Berechtigung, und es ist gut und wichtig, sie zu spüren und anzunehmen. Gefühle sind ein Hinweissignal dafür, was wir gerade brauchen. Besprechen Sie mit Ihrem Kind in einem entspannten Moment einmal, welche Gefühle es bei sich kennt und was die Gefühle ihm mitteilen könnten.

Übung: Gefühle verstehen

Besprechen Sie mit Ihrem Kind, dass Gefühle verschiedene Funktionen haben und sich körperlich auf unterschiedliche Weise zeigen. Je älter Ihr Kind ist, desto differenzierter kann es wahrscheinlich über die eigenen Gefühle nachdenken.

Freude hilft uns, ganz viel von dem zu machen, was uns guttut. Sie äußert sich durch ein warmes Gefühl im Körper, ein Lächeln im Gesicht und eine gewisse Leichtigkeit in der Brust.

Angst dient dem Schutz, indem sie den Körper auf Flucht oder Kampf vorbereitet. Sie kann sich durch Herzklopfen, eine Enge in der Brust, schwitzige Hände und Zittern bemerkbar machen. Wenn wir Angst fühlen, brauchen wir Schutz oder ein Gefühl von Sicherheit.

Wut fühlen wir, wenn unsere eigenen Grenzen verletzt wurden und wir uns verteidigen möchten. Sie äußert sich oft durch eine innere Hitze, angespannte Muskeln und einen Druck in der Brust oder in den Händen. Bei Wut kann es helfen, die Grenzverletzung anzuerkennen, körperliche Anspannung abzubauen und ein Gefühl von Sicherheit wiederherzustellen.

Traurigkeit unterstützt uns dabei, Verluste zu verarbeiten, und sorgt dafür, dass wir von anderen Menschen getröstet werden. Körperlich zeigt sie sich durch eine Schwere in Brust und Schultern, einen Kloß im Hals und Tränen in den Augen. Traurigkeit möchte auch gefühlt werden. Sie braucht Zeit und Trost.

Ekel schützt uns vor schädlichen oder gefährlichen Substanzen, beispielsweise verdorbenem Essen. Er äußert sich durch einen Würgereflex, Unwohlsein im Magen und das Rümpfen der Nase. Bei Ekel brauchen wir Distanz von der Ursache des Ekels oder Beruhigung.

Schuld entsteht, wenn wir das Gefühl haben, etwas falsch gemacht zu haben oder jemandem geschadet zu haben. Sie bringt uns dazu, über unser Verhalten nachzudenken und Fehler wieder gutzumachen. Körperlich zeigt sich Schuld oft als ein drückendes Gefühl in der Brust, ein flaues Gefühl im Magen und innere Unruhe. Um Schuld zu verarbeiten, hilft es, von sich selbst oder anderen Vergebung zu bekommen. Es kann auch helfen, das Geschehene mit etwas Positivem wiedergutzumachen oder aus dem Fehler zu lernen.

Scham tritt auf, wenn wir uns selbst minderwertig fühlen oder annehmen, dass wir uns vor anderen Menschen blamiert haben. Sie hilft uns, gesellschaftliche Regeln zu beachten und unser Verhalten anzupassen. Körperlich zeigt sich Scham häufig durch ein Hitzegefühl im Gesicht, einen gesenkten Blick, das Bedürfnis, sich kleinzumachen oder sich zu verstecken. Bei Scham hilft es uns, zu wissen, dass wir trotz unserer Fehler wertvoll und geliebt sind. Es tut gut, wenn andere Menschen mitfühlen und wir uns selbst liebevoll begegnen.

Wenn Ihr Kind unangenehme Gefühle zeigt, sagen Sie Ihrem Kind, dass Sie diese Gefühle sehr gut verstehen können, und geben Sie ihm Raum für die Gefühle. Unangenehme Gefühle werden häufig schon kleiner, wenn eine andere Person sie anerkennt, man sie gemeinsam „durchfühlt" und etwas tröstet. Falls das Kind unangenehme Gefühle ungünstig ausdrückt, z. B. durch körperliche Aggression oder Beleidigungen, setzen Sie eine Grenze und bieten Sie Alternativen an, wie diese Gefühle in einem sinnvollen Rahmen ausgedrückt werden können.

Schauen Sie, dass Ihr Kind – genauso wie Sie – Situationen erlebt, in denen es angenehme Gefühle wie Freude und Zuneigung erfahren kann. Dies bildet ein gesundes Gegengewicht zu den unangenehmeren Gefühlen.

Gefühlstagebuch: Manchmal kann es helfen, eine Zeit lang ein Gefühlstagebuch zu führen. Hier können Kinder gemeinsam mit einem Elternteil spielerisch Zugang zu ihren Gefühlen finden und einen achtsamen Blick auf sich selbst erlernen. Nehmen Sie sich ein Tagebuch und überlegen Sie jeden Abend gemeinsam, welche Gefühle heute „zu Besuch" waren und was Ihrem Kind im Umgang mit den Gefühlen geholfen hat. Manchmal braucht es Trost, Ablenkung oder eine Klärung eines Konflikts, manchmal möchten Gefühle einfach nur anerkannt und gefühlt werden. Ein spielerischer Zugang sind auch Gefühlskarten, die Sie gemeinsam basteln können (vgl. Kasten).

Übung: Unsere Gefühle-Sammlung

Im Anhang auf Seite 141 finden Sie eine Übersicht mit Emojis, die unterschiedliche Gefühlszustände darstellen. Machen Sie sich eine Kopie dieser Kärtchen oder drucken Sie die Kärtchen in Farbe aus (vgl. Online-Materialien) oder suchen Sie gemeinsam mit Ihrem Kind die passenden Emojis für die eigenen Gefühle aus, falls Sie dafür genug Energie haben. Alternativ können Sie Emojis auch in einer Bildergalerie Ihres Smartphones sammeln. Nutzen Sie die Emojis nach einer schwierigen Situation oder als abendliches Ritual, um gemeinsam herauszufinden, was Ihr Kind gefühlt hat und was es in der Situation jeweils braucht.

Die folgenden Übungen können Sie gemeinsam mit Ihrem Kind nutzen, um spielerisch Gefühlen Raum zu geben. Bei den Übungen handelt es sich meist um eine Kombination aus Fantasiereise und Entspannungsübung.

Übung: Zauberkugel

„Wenn du merkst, dass dir gerade alles zu viel wird und du dich am liebsten irgendwo verkriechen würdest, dies aber gerade vielleicht nicht möglich ist, nutze diesen kleinen Trick.

Stelle dir eine Zauberkugel vor, die sich ganz sanft um dich herum bildet. Wie eine große Blase hüllt sie dich nun ein und schützt dich vor der Außenwelt. Die Zauberkugel ist magisch. Du hast die Möglichkeit, sie ganz nach deinen Wünschen zu formen. Welche Farbe hat diese Kugel? Ist sie eher bunt und schillert in vielen Farben? Oder ist sie eher durchsichtig und ganz hell? Wie groß ist sie? Hüllt sie dich ganz ein oder hat sie sich nur um deinen Kopf gebildet? Kann sie alle Geräusche abschirmen oder dämpft sie nur die Lautstärke? Schirmt sie alle Lebewesen von dir ab oder gibt es bestimmte Menschen oder Tiere, die durch sie hindurch zu dir gelangen können? Vielleicht hat die Zauberkugel noch weitere besondere Fähigkeiten, die dir helfen, dich in diesem Moment zu schützen und wieder etwas Ruhe zu finden? Lass deiner Fantasie freien Lauf. Wenn du die Kugel nicht mehr brauchst, schicke sie ganz entspannt wieder weg. Du hast jederzeit die Möglichkeit, sie in deiner Fantasie wieder neu erscheinen zu lassen. Sie ist zu deinem kleinen Helfer geworden, um dich kurzfristig in stressigen Situationen zu schützen und Ruhe in dir zu finden.

Wenn du möchtest, kannst du diese Zauberkugel auch nutzen, wenn du dich besonders gut konzentrieren musst. Auch hier kann sie dir helfen, die Außenwelt abzuschirmen und dich ganz auf das zu besinnen, was du gerade tun möchtest."

Übung: Die Welle im Bauch

Setzen Sie sich mit Ihrem Kind bequem auf den Boden oder auf einen Sessel. Zur Entspannung kann sich Ihr Kind auch auf eine Matte auf den Boden legen.

„Stell dir vor, du liegst an einem wunderschönen Sandstrand. Du hörst die Wellen rauschen und spürst den weichen Sand unter deinen Füßen. Der blaue Himmel über dir strahlt und der Ozean glitzert in der Sonne. Du fühlst dich ganz ruhig und sicher, während du den sanften Wind auf deiner Haut spürst.

Jetzt stell dir vor, dass dein Bauch wie eine Welle im Ozean ist. Wenn du tief einatmest, hebt sich die Welle im Bauch ganz langsam wie ein großer, sanfter Berg aus Wasser. Dein Bauch wird immer größer, wie die Welle, die sich hebt. Atme ruhig durch die Nase ein und spüre, wie dein Bauch sich sanft nach oben bewegt.

(drei Sekunden tief durch die Nase einatmen)

Jetzt atme langsam durch den Mund aus und stell dir vor, wie die Welle im Bauch wieder sanft heruntergeht. Dein Bauch wird wieder kleiner, wie die Welle, die sich zurückzieht und sanft ans Ufer rollt. Lass den Atem ganz ruhig und tief rausfließen.

(vier bis fünf Sekunden langsam durch den Mund ausatmen)

Lass die Welle in deinem Bauch immer wieder kommen und gehen. Jedes Mal, wenn du einatmest, hebt sich die Welle sanft und wird größer. Wenn du ausatmest, zieht sich die Welle zurück und wird kleiner. Atme ruhig weiter, lass die Welle immer sanfter werden, wie die Wellen am Strand.

Spüre nun, wie ruhig und entspannt dein Bauch ist. Die Wellen haben dich beruhigt und du fühlst dich wie am Strand: Ganz entspannt und sicher. Du kannst immer wieder deine ‚Wellen' spüren, wenn du eine Pause brauchst oder dich entspannen möchtest."

Übung: „Die Reise zu den Tieren" – Progressive Muskelentspannung für Kinder (in Anlehnung an Jacobson, 2011)

Setzen Sie sich mit Ihrem Kind bequem auf den Boden oder auf Stühle. Achten Sie darauf, dass alle genug Platz haben, um sich zu bewegen.

„Heute machen wir uns auf eine Weltreise und besuchen ganz unterschiedliche Tiere, die uns dabei helfen, unsere Muskeln zu entspannen. Bist du bereit? Dann reisen wir los. Wir fliegen mit einem kleinen Propeller-Flugzeug, das uns an die entlegensten Orte der Welt bringt. Stell dir vor, dass wir jetzt einsteigen. Das Flugzeug gleitet gemütlich über die Wolken und wir bemerken, wie unser Atem durch unseren Körper fließt. Wir atmen gemütlich ein und langsam wieder aus.

Der Löwe in der Savanne

Unsere erste Landung ist in einer Savanne. Die heiße Sonne scheint auf den sandigen Boden.

- *Anspannung:* Stell dir vor, du bist ein riesiger, starker Löwe. Du brüllst laut und spannst deinen ganzen Körper an, um wirklich mächtig zu wirken! Mach deinen Rücken gerade, ball deine Fäuste und strecke deine Beine, als wärst du der stärkste Löwe in der Savanne.
- *Entspannung:* Jetzt stell dir vor, der Löwe ist nach einem langen Tag müde und lässt seinen Körper ganz weich werden. Lass deine Muskeln ausruhen, entspanne deine Hände und deinen Rücken und lasse deinen Körper schwer sinken wie ein fauler Löwe in der Sonne.

Der Hase im Wald

Wir fliegen weiter und landen in einem dichten, grünen Wald.

- *Anspannung:* Stell dir vor, du bist ein kleiner, flinker Hase. Deine Muskeln sind ganz angespannt, weil du schnell vor einem Fuchs wegrennen musst. Zieh deine Knie hoch, als würdest du durch den Wald hoppeln, und bringe deine Arme vor deinen Körper, um dich abzusichern. Spanne deinen Körper so fest an, wie der Hase vor einem Fuchs wegläuft.
- *Entspannung:* Jetzt, nachdem du sicher in deinem Versteck bist, entspanne dich. Leg deine Arme locker an die Seite, lass deine Knie ganz entspannt sinken und atme ruhig und tief.

Die Schildkröte im Wasser

Unser Propeller-Flugzeug fliegt weiter und bringt uns auf eine kleine Insel. Wir landen mitten am Strand.

- *Anspannung:* Stell dir vor, du bist eine schwere Schildkröte, die sich durch den Sand schleppt. Zieh deinen Kopf ein und spanne deinen ganzen Körper an, als würdest du dich langsam und bestimmt durch den Sand bewegen. Dein Panzer ist schwer, also musst du deine Muskeln fest anspannen.
- *Entspannung:* Jetzt gehst du ins Wasser hinein. Das fühlt sich angenehm kühl an. Dein Panzer wird leicht und du kannst dich völlig entspannen. Lass deinen Körper locker werden, atme ruhig und fühle dich schwerelos im Wasser.

Der Schmetterling im Frühling

Unser Flugzeug fliegt weiter und landet auf einer blumigen Bergwiese.

- *Anspannung:* Stell dir vor, du bist ein bunter Schmetterling, der seine Flügel ausbreitet, um zu fliegen. Spanne deine Arme aus und strecke deinen Körper ganz weit, als würdest du durch die Luft gleiten.
- *Entspannung:* Jetzt landest du sanft auf der schönen Blumenwiese. Deine Flügel werden weich, du entspannst dich und lässt deinen Körper in eine ruhige, entspannte Haltung sinken. Schließ deine Augen und spüre die sanfte Brise.

Die Wolken am Himmel

Unsere Reise nähert sich dem Ende. Wir haben viel erlebt und alle Tiere besucht.

- *Entspannung:* Wir steigen ins Flugzeug, schließen die Augen und beobachten durch unser Fenster eine leichte, flauschige Wolke am Himmel. Die Wolke schwebt ruhig und sanft neben dem Flugzeug den Himmel entlang, über alle Tiere hinweg. Atme tief ein und aus, lass deinen Körper ganz ruhig und entspannt werden, wie eine Wolke, die sich im Wind wiegt. Komm mit deiner Aufmerksamkeit dann langsam wieder zurück in diesen Raum. Schau dich um, strecke dich, wenn du magst und atme noch einmal tief ein und aus.“

Lassen Sie Ihr Kind erzählen, wie sich der eigene Körper nach jeder Übung angefühlt hat. Fragen Sie, welches Tier es am liebsten nachgespielt hat und welches Gefühl der Entspannung es am meisten genossen hat. Regen Sie an, dass Ihr Kind das Lieblingstier immer dann spielen kann, wenn es Anspannung abgeben möchte.

Bei der folgenden Übung kann Ihr Kind ein Symbol für innere Stärken finden. Das Krafttier kann ihm helfen, in schwierigen Situationen Vertrauen in sich selbst zu entwickeln und seine positiven Eigenschaften zu entdecken. Krafttiere haben in vielen Kulturen, unter anderem bei den indigenen Völkern Nordamerikas, eine spirituelle Bedeutung und wurden in die psychotherapeutische Arbeit integriert.

Übung: „Dein Krafttier"

Setzen Sie sich mit Ihrem Kind bequem in einer entspannten Position an einen ruhigen Ort auf den Boden.

Schritt 1: Atmen und Beruhigen

Beginnen Sie mit einer kurzen Atemübung: „Atme tief durch die Nase ein und langsam durch den Mund aus. Spüre, wie dein Körper mit jedem Atemzug ruhiger und entspannter wird. *(Lassen Sie Ihr Kind einige ruhige Atemzüge nehmen.)* Wandere mit deiner Aufmerksamkeit weg von diesem Raum und hinein in deine Fantasie. Stell dir vor, du bist an einem besonderen Ort, der nur dir gehört."

Schritt 2: Die Reise beginnt - Der Eingang zum Zauberwald

„Stell dir vor, du stehst am Eingang eines magischen Waldes. Der Wald sieht ganz anders aus als jeder andere, den du kennst. Die Bäume sind besonders, die Luft ist frisch und du kannst den Duft von Blumen und Pflanzen riechen. Du spürst, dass dieser Wald dich willkommen heißt. Du hörst sanfte Geräusche, Vögel zwitschern und der Wind rauscht in den Blättern. Du fühlst dich sicher und geborgen. Stell dir vor, wie du diesen magischen Wald langsam betrittst."

Schritt 3: Die Begegnung mit deinem Krafttier

„Du gehst tiefer in den Wald und plötzlich siehst du etwas vor dir. Es ist ein Tier, das ganz besonders für dich ist. Es hat eine besondere Ausstrahlung und schaut dich mit freundlichen Augen an. Vielleicht ist es ein mächtiger Löwe, ein schneller Adler, ein weiser Elefant oder ein anderes Tier, das dir sofort gefällt. Spüre, wie dieses Tier dich ansieht und sich mit dir verbindet. Es scheint genau zu wissen, wer du bist. Wie sieht dein Krafttier aus? Was für ein Tier ist es? Hat es besondere Farben oder Eigenschaften?"

Schritt 4: Die Botschaft des Krafttieres

„Jetzt ist es Zeit, dass dein Krafttier dir eine Nachricht gibt. Es spricht vielleicht mit dir oder du bekommst eine starke Vorstellung oder ein Gefühl, was es dir sagen möchte. Vielleicht gibt dir dein Krafttier ein Geschenk oder einen Hinweis. Es könnte dir sagen, dass du mutig sein kannst, dass du klug bist oder dass du immer auf dein Herz hören sollst. Was fühlst du, wenn du deinem Krafttier in die Augen schaust?" *(Lassen Sie Ihr Kind kurz nachdenken und dann erzählen, welche Botschaft sein Krafttier ihm gegeben hat.)*

Schritt 5: Verabschiedung und Rückkehr

„Es ist Zeit, dich von deinem Krafttier zu verabschieden. Bedanke dich bei ihm für seine Botschaft und Hilfe. Du weißt, dass du immer zu ihm zurückkehren kannst, wenn du seine Stärke brauchst. Langsam gehst du aus dem Wald zurück, Schritt für Schritt. Du spürst, wie du immer ruhiger wirst und wieder bei dir selbst ankommst. Du öffnest deine Augen und bist wieder im Raum, aber das Gefühl der Verbindung zu deinem Krafttier bleibt bei dir."

Neben einem guten Umgang mit den Gefühlen ist es wichtig, Ihrem Kind den Raum zu bieten, Leichtigkeit zu erfahren und Kind sein zu können. Beim Spielen können Kinder auch schwierige Situationen und Gefühle verarbeiten und sich in ihre kindliche, sichere Welt zurückziehen. Hören Sie zu, wenn Ihr Kind von schönen Dingen erzählt, die es erlebt hat, und freuen Sie sich mit ihm, wenn es einen schönen Tag hatte. Auch eigene Hobbys und Lieblingsbeschäftigungen geben Leichtigkeit. Hierzu gehören zunächst ganz banal erscheinende Dinge wie das Toben auf dem Spielplatz mit dem Nachbarskind, das Sammeln von Hölzern und Steinen, das Pflücken eines Blumenstraußes, aber auch das Wegträumen beim Bauen mit Lego, beim Sortieren von Sammelkarten oder beim Hören eines Hörspiels.

Reflexion

Was sind die kleinen „Auszeiten" Ihres Kindes? Womit beschäftigt es sich gerne? Wobei entspannt Ihr Kind?

Ermöglichen Sie Ihrem Kind, nach der Schule an Hobbys teilzunehmen. Nutzen Sie hier – wenn möglich – die Unterstützung von anderen Eltern, Großeltern oder Personen aus der Nachbarschaft, um Ihr Kind dorthin zu begleiten. Weitere Hilfen für die Umsetzung dieser Aktivitäten finden Sie in Kapitel 6.

Alternativ bieten viele Schulen die Möglichkeit, den Nachmittag im Offenen Ganztag zu verbringen. Oft sind hier viele Gleichaltrige und es werden AGs angeboten oder die Kinder haben die Möglichkeit, sich im Freispiel auszutoben. Diese nachmittägliche Beschäftigung des Kindes kann eine „Win-win"-Situation für Sie beide darstellen. Ihr Kind braucht diese Möglichkeit, unbelastet spielen zu können, und Sie haben die Zeit, um Energien zu schonen.

Damit Ihr Kind Leichtigkeit im Alltag verspüren kann und Dinge mutig ausprobiert, ist es wichtig, dass es Ihr Zutrauen in seine Fähigkeiten spürt. Eine schwere Erkrankung kann Ängste und Unsicherheiten mit sich bringen. Man sieht das Leben durch die „skeptischere" Brille, ist vorsichtiger und besorgter und möchte ganz besonders alles richtig machen. Vielleicht hat man das (Ur-)Vertrauen ins Leben verloren. Manchmal kann es einem als Elternteil dann schwerer fallen, sein Kind altersentsprechend eigene Erfahrungen sammeln zu lassen und Dinge auszuprobieren.

Diese Erfahrungen sind für die Selbstwirksamkeit Ihres Kindes jedoch sehr wichtig. Sollten Sie sich hier wieder finden, ist es zunächst schon ein erster Schritt, sich diese Vorsicht und den Wunsch nach Sicherheit einzugestehen und zu akzeptieren. Es kann helfen, den Blick darauf zu lenken, was Ihnen Sicherheit gibt.

Reflexion

Was brauchen Sie, um Ihrem Kind die nötige Freiheit zu geben, eigene Erfahrungen zu sammeln?

Eine chronische Krankheit wie ME/CFS zu durchleben, kann auch bei einem selbst als erkrankte Person viele Ängste und Unsicherheiten auslösen. Falls Sie merken, dass die Themen Sicherheit und Vertrauen aktuell schwierig für Sie sind, können Sie psychotherapeutische Hilfe unterstützend in Anspruch nehmen. Das bedeutet nicht direkt, dass Sie eine psychische Störung haben. Es gibt extra einen Diagnoseschlüssel (F54

„Psychologische oder Verhaltensfaktoren bei anderenorts klassifizierten Krankheiten“, ICD-10), mit dem eine Psychotherapie bei einer chronischen Erkrankung durchgeführt werden kann, um die erkrankte Person bei der Anpassung und Bewältigung zu unterstützen.

3.4.3 Schritt 3: Überverantwortung vermeiden

Familien sind zunächst einmal sehr anpassungsfähige und flexible Systeme. Dies bedeutet, dass Familien es in der Regel gut schaffen, sich auf neue Gegebenheiten wie die ME/CFS-Erkrankung eines Elternteils einzustellen. Die Familienmitglieder bringen meist genug Ressourcen mit, sich an die neue Situation anzupassen. Manchmal kann es aber passieren, dass sich die Rollen verschieben und die Kinder das Gefühl entwickeln, sie müssten nun eine andere Verantwortung in der Familie übernehmen. Sie wollen den Elternteil, der erkrankt ist, ersetzen oder entlasten. Diese übermäßige Verantwortungsübernahme nennt man Parentifizierung.

Ihr Kind hat dann die Idee, sich am Nachmittag lieber um die kranke Mama zu kümmern, als mit seinen Freundinnen und Freunden spielen zu gehen, oder es hat ein schlechtes Gewissen, seinem Hobby nachzugehen, während es dem Elternteil so schlecht geht. Manchmal kann es auch sein, dass Ihr Kind meint, die Erziehung der kleineren Geschwister übernehmen zu wollen oder besonders viele Haushaltsaufgaben zu erledigen. Hier ist es wichtig, Ihrem Kind zu vermitteln, dass dies nicht seine Aufgaben sind und dass es die schönen Dinge genießen darf. Sprechen Sie mit Ihrem Kind offen und betonen Sie, dass es völlig in Ordnung ist, wenn Ihr Kind sich verabreden möchte, und dass Sie sich freuen, wenn Ihr Kind einen schönen Nachmittag hat. Nehmen Sie Ihrem Kind das Verantwortungsgefühl, sich um Sie oder kleinere Geschwister kümmern zu wollen (z. B. „Ich freue mich, dass du heute zu ____ [Name] gehst und wünsche dir einen tollen Nachmittag. Hier ist alles in Ordnung. Ich passe gut auf mich auf und weiß, wo ich Hilfe bekomme, wenn was ist. Das ist lieb, dass du dir Gedanken machst und helfen möchtest, aber das ist nicht deine Aufgabe.“).

4 Auf sich selbst achtgeben

Zusammengefasst

Für Menschen mit ME/CFS ist es sehr wichtig, auch auf sich selbst zu achten und fürsorglich mit sich umzugehen. Ein erster, aber sicher auch schwieriger Schritt ist es, eine Akzeptanz zu finden und sich der Realität zuzuwenden, wie sie gerade ist. Dazu gehört auch, sich selbst mit Freundlichkeit, Verständnis und Geduld zu begegnen. Seine eigenen Gefühle anzunehmen und in geschütztem Rahmen zuzulassen, kann sehr wichtig sein. Hierzu haben wir in diesem Kapitel einige Übungen zusammengestellt. Auch gibt es in diesem Kapitel Anregungen, wie Betroffene mit wiederkehrenden Sorgengedanken umgehen können.

Den Blick auf kleine, schöne Momente zu lenken sowie Aktivitäten zu finden, die einem ein Gefühl von Freude und Entspannung geben, kann einen positiven Effekt auf die Stimmung haben.

„Auch wenn der Körper zu nichts mehr zu gebrauchen ist, jagt der Geist doch weiter wie ein Bluthund auf den gewohnten Neuronenbahnen dahin und versucht, die Antworten zu einem Wust von Fragen aufzuspüren – das Warum, Was und Wann und das unvorstellbar ferne Wie. Eine erschöpfende Suche, und die Antworten entziehen sich. Manchmal herrschten in meinem Kopf nur Lustlosigkeit und Leere, zu anderen Zeiten waren meine Gedanken in wildem Aufruhr, und ich wurde von unsagbarer Traurigkeit und einem kaum erträglichen Verlustgefühl übermannt."

(aus „Das Geräusch einer Schnecke beim Essen"
von Elisabeth Tova Bailey, 2014, S. 12)

So wie der Ich-Erzählerin in diesem Roman geht es vielen Menschen mit ME/CFS: Während der Körper nur noch eingeschränkt für Aktivitäten zur Verfügung steht, tauchen immer wieder herausfordernde Gedanken und Gefühle auf. Wir haben an anderer Stelle schon einmal darauf hingewiesen, dass die Lebensqualität bei ME/CFS häufig noch geringer als bei anderen chronischen Erkrankungen ist (Kingdon et al., 2018; Nacul et al., 2011; Komaroff et al., 1996). Deshalb ist es besonders wichtig, dass ME/CFS-Erkrankte nicht nur dafür sorgen, dass es den Familienmitgliedern gut geht, sondern auch die eigene Selbstfürsorge im Blick haben. In der psychologischen Forschung wurde die spannende Entdeckung gemacht, dass Menschen mit demselben Schweregrad einer chronischen Erkrankung sich im Grad ihrer Lebensqualität und Stimmung unterscheiden (Graham et al., 2013; Lule et al., 2008; Miglioretti et al., 2008). Es gibt also Menschen, die trotz hoher Belastungen und Einschränkungen eine gewisse Lebensqualität und positive Grundstimmung beibehalten. Die Art und Weise, wie wir unsere Erkrankung wahrnehmen und angehen, wie handlungsfähig wir uns erleben und wie wir unsere Gefühle regulieren, beeinflusst, wie gut es uns trotz aller Belastung geht (de Ridder et al., 2008). Vielleicht fragen Sie sich jetzt: Wie soll ich mich um mich selbst kümmern, wenn ich so wenig Energie habe? Wie soll ich mich bei diesen ganzen Belastungen und Ungerechtigkeiten, dem Verlust meines früheren Lebens gut fühlen? Es kann ein ganz schöner Drahtseilakt sein, zwischen den körperlichen Einschränkungen und den Bedürfnissen aller Personen in der Familie auch noch darauf zu achten, was man selbst gerade braucht. Viele Erkrankte kämpfen sich mit ihren niedrigen Energiereserven durch den Alltag, machen das Nötigste, das nicht aufgeschoben werden kann, und „sparen“ Energie bei Dingen, die ihnen selbst guttun würden. Aber: Nicht nur der körperliche Akku muss aufgeladen werden. Wir brauchen auch „emotionales Futter“, also Situationen und Gedanken, die ein angenehmes Gefühl in uns auslösen, damit wir auch in belastenden Situationen psychisch gesund bleiben. Gerade für schwererkrankte Menschen, die bett- oder hausgebunden ihren Alltag verbringen und sich von Reizen abschirmen müssen, braucht es Wege, um dieses seelische Bedürfnis so gut wie möglich zu erfüllen.

Reflexion

- In welchen Momenten fühlen Sie sich im Alltag aktuell fröhlich oder zufrieden?
- Welche Tätigkeiten, Situationen oder Gedanken tun Ihnen selbst gut?
- Achten Sie im Familienalltag genug auf Ihre eigenen Bedürfnisse?

Vielleicht haben Sie schon im Alltag Auszeiten und Routinen gefunden, die Ihnen helfen, gut auf sich zu achten. Wenn Sie den Eindruck haben, Sie könnten noch etwas besser auf sich selbst achtgeben, laden wir Sie ein, auszuprobieren, welche der folgenden Strategien Ihnen helfen. Es lohnt sich: Je mehr Sie es schaffen, Ihre eigenen körperlichen und psychischen Grundbedürfnisse zu erfüllen, desto besser stehen die Chancen, dass Sie sich auch mit den schwierigen Umständen der Erkrankung etwas zufriedener und wohler fühlen. Das gelingt je nachdem, in welcher Krankheitsphase man sich befindet und welche Ressourcen man nutzen kann, mal mehr und mal weniger gut. Es müssen nicht immer alle Bedürfnisse erfüllt sein, auch kleine Schritte können eine große Wirkung haben. Wenn wir einen neuen Blickwinkel auf unsere Situation einnehmen, kann das einen großen Effekt auf unsere Gefühle haben. Auf sich selbst achtzugeben ist keine egoistische Handlung, sondern eine Notwendigkeit. Indem Sie sich selbst mit Freundlichkeit, Akzeptanz und Klarheit begegnen, schaffen Sie die bestmöglichen Voraussetzungen, um mit Ihrer Erkrankung umzugehen. Sehr wichtig für ME/CFS: Bleiben Sie auch bei positiven Aktivitäten unterhalb Ihrer individuellen Belastungsgrenze und achten Sie darauf, was Ihr Körper braucht.

4.1 Akzeptanz finden

Es scheint ein zutiefst menschliches Motiv zu sein, dass wir uns Glück im Leben wünschen und uns gut fühlen wollen. Wahrscheinlich haben Sie sich als chronisch erkrankte Person schon oft gewünscht, wieder in Ihr altes, gesundes Leben zurückzufinden. Sie möchten genug Energie haben, um für Ihre Kinder da zu sein, Ihre Partnerschaft zu pflegen und Ihre Ziele im Leben zu verfolgen. Die Erkrankung hat mit einem Paukenschlag alles, was vorher galt, auf den Kopf gestellt. Besonders in den frühen Phasen der Erkrankung erleben viele Betroffene starke Frustration und Widerstand. Sie wollen die Erkrankung loswerden und nicht im Alltag eingeschränkt sein. Dieser Widerstand setzt zwar kurzfristig viel Energie frei, er verbraucht aber auch entsprechend viel Energie und stresst unser Nervensystem.

Ein wichtiger Schritt, um in der Erkrankung gut auf sich zu achten, ist Akzeptanz. Die Akzeptanz- und Commitment-Therapie (ACT; Hayes, Luoma & Walser, 2008) lehrt uns, dass es einen großen Unterschied zwischen Akzeptanz und Resignation gibt. Akzeptanz bedeutet nicht, dass Sie Ihre Erkrankung gutheißen oder sich mit ihr abfinden müssen, sondern dass Sie sich der Realität zuwenden, wie sie ist. Widerstand gegen das, was nicht veränderbar ist, kostet wertvolle Energie, die Sie für sich selbst nutzen können. Versuchen Sie, die schwierige Situation und die unangenehmen Gefühle und Gedanken, die mit ihr verbunden sind, anzunehmen. Schmerz und Leid gehören untrennbar zum menschlichen Leben dazu. Auch unter schwierigen Umständen können wir ein sinnvolles Leben führen, indem wir uns an unseren persönlichen Werten orientieren. Fragen Sie sich: Was ist mir trotz meiner Erkrankung wichtig? Vielleicht ist es Verbundenheit mit anderen Menschen, Kreativität, Natur oder inneres Wachstum. Diese Werte können ein Wegweiser für Sie sein und Ihnen Kraft geben.

Reflexion

Machen Sie eine Liste mit Ihren Werten und überlegen Sie, wie Sie diese in Ihr Leben integrieren können – auch in kleinen, achtsamen Schritten. Wenn Ihnen Verbundenheit wichtig ist, könnte das heißen, eine kurze Nachricht an einen lieben Menschen zu schreiben oder einen schönen Moment mit Ihrer Familie bewusst zu genießen. Wenn Ihnen inneres Wachstum wichtig ist, führen Sie sich vor Augen, was Sie mit der Erkrankung bereits alles bewältigt und geschafft haben. Diese kleinen Handlungen können helfen, sich wieder mit dem zu verbinden, was Ihnen Sinn und Erfüllung gibt.

4.2 Selbstmitgefühl statt Selbstkritik

Viele Menschen mit ME/CFS kämpfen im Alltag mit Selbstvorwürfen und fragen sich: „Warum schaffe ich es nicht, mehr für meine Kinder da zu sein?“, „Wieso bin ich nicht stark genug, um diese Erkrankung loszuwerden?“, „Ich müsste mich nur mehr anstrengen“. Kennen Sie diesen inneren Kritiker in sich, der Ihre Situation immer wieder kommentiert? Leider führen diese Gedanken oft zu noch mehr Stress und Erschöpfung als die eigentliche Situation. Wenn Sie den Eindruck haben, Ihnen könnte etwas weniger Selbstkritik guttun, versuchen Sie es einmal gezielt mit mehr Selbstmitgefühl. Selbstmitgefühl bedeutet, sich selbst so zu behandeln, wie man eine gute Freundin oder einen guten Freund behandeln würde – mit Freundlichkeit, Verständnis und Geduld. Meistens urteilen wir mit uns selbst strenger, als wir es mit lieben Mitmenschen tun würden.

Reflexion

- Machen Sie beim nächsten Auftritt Ihres inneren Kritikers eine Selbstmitgefühls-Pause. Fragen Sie sich: Wie würde meine Freundin oder mein Freund meine Situation einschätzen? Was würde mir diese Person raten? Welche tröstenden oder aufmunternden Worte würde sie mir mitgeben?
- Wenn Sie merken, dass Sie sich selbst kritisieren oder mit schwierigen Emotionen kämpfen, legen Sie eine Hand auf Ihr Herz und sagen Sie sich selbst: „Es ist okay, dass es gerade schwer ist. Ich bin freundlich und liebevoll zu mir selbst."

Erlauben Sie sich, menschlich zu sein. Niemand kann ununterbrochen stark sein, und Fehler gehören dazu und helfen uns zu lernen. Sprechen Sie mit sich selbst in einem liebevollen Ton, statt sich zu kritisieren. Denken Sie daran: Sie sind nicht allein mit Ihrer Erkrankung. Andere Menschen erleben gerade ähnliche Herausforderungen wie Sie und fühlen dabei ähnlich. Alle Menschen mit ME/CFS haben schon einmal entgegen ihren Vorsätzen ihre Belastungsgrenze überschritten, sich hoffnungslos gefühlt oder genervt auf Mitmenschen reagiert, wenn sie überlastet waren. Sich dieser Verbundenheit bewusst zu werden, kann Trost spenden.

4.3 Umgang mit eigenen Gefühlen

Eine chronische Erkrankung gleicht in vielen Phasen emotional einer Achterbahnfahrt: Trauer um Verlorenes, Angst vor der Zukunft, Hoffnung, Wut und Einsamkeit sind häufige Begleiter auf der Suche nach einem Umgang mit der veränderten Lebenssituation. Viele ME/CFS-Erkrankte fühlen sich einsam, weil sie Kontakte mit ihren Kindern, Freundinnen bzw. Freunden und Verwandten nicht mehr oder nur noch in einem sehr begrenzten Umfang pflegen können. Es fühlt sich für Betroffene manchmal so an, als würde die „echte", lebendige Welt hinter einer Mauer weiterlaufen, während die Zeit um die erkrankte Person herum stehen geblieben ist. Wenn das Umfeld die Erkrankung nicht versteht, kann das zu Konflikten und Beziehungsabbrüchen führen. Die häufig erfolglose Suche nach medizinischer Versorgung, finanzielle Schwierigkeiten und der Eindruck, gesellschaftlich mit der Erkrankung alleingelassen zu werden, befeuern die unangenehmen Gefühle weiter.

Wenn wir mit starken Gefühlen konfrontiert sind, können wir sie entweder unterdrücken und vermeiden oder wir erkennen sie an und drücken sie aus. Beide Strategien haben durchaus ihre Berechtigung. Wir sind in der Lage, Gefühle zu unterdrücken, wenn sie uns zu stark und bedrohlich erscheinen und wir gerade scheinbar nicht genug Kraft haben, um sie auszuhalten. Vermeidung ist ein wichtiger Schutzmechanismus, der uns für eine gewisse Zeit funktionsfähig hält. Wenn wir aber zu viele Gefühle vermeiden, stauen sie sich an und uns entgeht die Möglichkeit, neue Lernerfahrungen zu sammeln. Wenn wir dagegen Gefühle anerkennen und in einem hilfreichen Rahmen ausdrücken, kann uns das helfen, uns an Veränderungen anzupassen und uns weiterzuentwickeln. Für das Leben mit chronischen Krankheiten hat sich gezeigt, dass wir uns – zumindest in westlichen Kulturen – besser an die Belastungen anpassen und eher einen konstruktiven Umgang mit den Symptomen und Umständen finden, wenn wir unangenehme Gefühle zulassen (Austenfeld & Stanton, 2004).

Manchmal könnte man denken, das Leben wäre mit weniger Gefühlen einfacher. Dabei haben Gefühle eine wichtige Funktion: Sie sind ein Signal dafür, was wir gerade brauchen. Angst hilft uns dabei, uns vor Gefahren zu schützen und in Sicherheit zu bringen. Wut zeigt uns, wenn unsere Grenzen verletzt wurden. Traurigkeit gibt uns Zeit, Belastendes zu verarbeiten und uns trösten zu lassen. Freude sorgt dafür, dass wir genug von dem tun, was angenehm für uns ist. Und Ekel schützt uns davor, Dinge zu tun, die nicht gut für uns sind. Schuld und Scham helfen uns, soziale Regeln einzuhalten und eine Lösung zu suchen, wenn wir andere Menschen verletzt haben. Unsere Gefühle senden uns also Hinweise über unsere Bedürfnisse. Weitere Infos finden Sie in Kapitel 3.4.2. Jedes Gefühl hat unterschiedlich starke Ausprägungen. Wir können uns ein wenig traurig fühlen oder tief verzweifelt, etwas unsicher oder panisch.

Um Gefühle zu regulieren, gibt es viele verschiedene Übungen und Möglichkeiten. Neben kognitiven Übungen, die sich auf unsere Gedanken fokussieren, zielen körperorientierte Übungen darauf ab, über Körperempfindungen die Wahrnehmung zu verändern. Bei Körperübungen kann sich die Energie, die im Zuge der Wut oder Angst im Körper entstanden ist, abbauen, was den Körper wieder in einen ruhigeren Zustand versetzt. Nicht jede Übung hilft bei jedem Menschen und in jeder Situation. Es gilt, Ihren eigenen kleinen „Werkzeugkoffer" zusammenzustellen, den Sie für schwierige Situationen nutzen können.

Gefühle regulieren bei ME/CFS

Wenn Menschen ein dysreguliertes Nervensystem haben, so wie es bei ME/CFS neben anderen Krankheitshypothesen vermutet wird (Edwards et al., 2016; Nacul et al., 2020), können unangenehme Gefühle viel Energie beanspruchen. Im Kampf- oder Fluchtmodus werden Situationen schneller als bedrohlich bewertet und der Körper setzt viel Energie frei, um sich notfalls zu verteidigen (vgl. Kapitel 2.2). Viele ME/CFS-Erkrankte berichten von sehr intensiv ausgeprägten Gefühlen und erleben sich selbst als schreckhafter und emotional weniger belastbar. Andere fühlen sich „gefühlstaub" und in Gefühlen und Handlungen wie erstarrt. Dieser Erstarrens-Modus des Nervensystems (auch „freeze" genannt) kann sich darin zeigen, dass wir uns abgekoppelt fühlen von unseren Gefühlen oder dass uns unsere Umgebung unwirklich erscheint (Friese & Botz, 2024; Levine, 2016).

Je nachdem, wie stark Sie von ME/CFS betroffen sind und in welcher Krankheitsphase Sie sich befinden, kann ein sinnvoller Umgang mit Gefühlen unterschiedlich aussehen. Wenn Sie schwer betroffen sind oder sich gerade in einem Crash befinden, kann es hilfreicher sein, intensive Gefühle so klein wie möglich zu halten, dem Nervensystem Sicherheit zu vermitteln und erst einmal auf eine Stabilisierung hin zu arbeiten. Das System braucht gewisse Kapazitäten, um Gefühle verarbeiten zu können. Nutzen Sie deshalb erst einmal Stabilisierungsübungen, die Ihrem Nervensystem Sicherheit vermitteln. Ein Klassiker hierfür ist die Übung „Mein sicherer Ort" (vgl. Seite 41). Wenn Sie einen sicheren Ort für sich gefunden haben, können Sie jederzeit dorthin zurückkehren, bis Sie sich wieder ruhig und sicher fühlen. Was Ihnen außerdem helfen kann: Lenken Sie Ihre Aufmerksamkeit weg von den Gedanken und Gefühlen in Ihrem Inneren hin zu Ihrer äußeren Umgebung. Ihre Umgebung kann ein Anker sein. Machen Sie sich dabei klar, dass Sie nicht Ihr Gefühl „sind". Gefühle kommen und gehen. Sie können sie beobachten, ohne sich von ihnen mitreißen zu lassen. Die Gefühle dürfen da sein, aber sie definieren nicht Ihre gesamte Identität.

Übung: Die Umgebung achtsam wahrnehmen

Setzen Sie sich oder legen Sie sich hin. Lassen Sie Ihren Blick durch den Raum schweifen, in dem Sie sich befinden. Fahren Sie mit den Augen langsam die Ecken des Raumes ab und nehmen Sie seine Grenzen genau wahr. Schauen Sie sich dann alle Gegenstände im Raum an, die eine bestimmte Farbe haben. Lassen Sie Ihren Blick z. B. erst langsam über alle grünen Objekte wandern. Wenn Sie möchten, verweilen Sie bei bestimmten Objekten und nehmen Sie die Größe, Form oder Textur genau wahr, ohne zu bewerten. Nehmen Sie die Gegenstände neugierig wahr, als würden Sie sie das erste Mal betrachten. Wählen Sie dann eine neue Farbe aus. Wenn Sie eine Pause möchten, schließen Sie die Augen und nehmen Sie wahr, wie Ihr Atem langsam durch Ihren Körper fließt.

Diese Übung können Sie ebenso wie die Übung „Mein sicherer Ort" (vgl. Kasten auf Seite 41) sowohl zu Hause als auch unterwegs, z. B. im Wartezimmer oder auf dem Spielplatz, machen. Nutzen Sie diese Übungen, wenn Sie merken, dass Sie herausfordernde Gedanken oder Gefühle unterbrechen möchten oder Ihrem Körper Sicherheit vermitteln möchten.

Wenn sich Ihre Belastungsgrenze unter Anwendung von Pacing-Strategien etwas stabilisiert und ausweitet, können Sie behutsam Ihre Gefühle wahrnehmen und sich dabei immer wieder in einen sicheren Zustand zurückversetzen. Wenn wir Gefühle bemerken und zulassen, gibt uns das die Chance, Gefühle zu verarbeiten, Lösungen für Konflikte zu finden und uns weiterzuentwickeln. Manchmal braucht es mehr Energie, ein unangenehmes Gefühl immer wieder zu unterdrücken, als es zuzulassen und anzunehmen. Wenn Sie das nächste Mal ein starkes Gefühl spüren und genug Kapazitäten haben, probieren Sie die folgende Übung aus.

Übung: Mein Gespräch mit dem Gefühl

Setzen oder legen Sie sich an einen ruhigen Ort. Schließen Sie die Augen und atmen Sie einmal tief ein und aus. Wandern Sie mit Ihrer Aufmerksamkeit langsam durch Ihren Körper.

- Wo genau nehmen Sie das Gefühl wahr? Sitzt es im Brustbereich, am Hals, im Bauch oder an einer anderen Stelle? Nehmen Sie es ganz leicht oder sehr intensiv wahr? Ist es pochend, dumpf, stechend ...?

- Stellen Sie sich vor, das Gefühl verlässt Ihren Körper und erscheint vor Ihnen. Wählen Sie eine passende Farbe für das Gefühl aus. Ist es rot, grün, blau oder ganz anders gefärbt?
- Welche Form hat das Gefühl? Ist es groß oder klein, eckig oder rund, klar begrenzt oder fließend? Hat es die Form eines Lebewesens, Gegenstandes oder Symbols?
- Wie sieht seine Oberfläche aus? Würde sich das Gefühl glatt, flauschig, stachelig, hart oder ganz anders anfühlen?

Beginnen Sie in Ihren Gedanken ein Gespräch mit dem Gefühl. Begrüßen Sie es freundlich und fragen Sie es, wie es ihm geht. Stellen Sie sich vor, dass Sie mit einer Freundin oder einem Freund sprechen. Fragen Sie das Gefühl mitfühlend, was es gerade braucht. Was würde Ihnen helfen, wenn Sie sich so fühlen? Versorgen Sie das Gefühl mit passenden Worten oder Gesten. Vielleicht braucht das Gefühl Wärme oder Trost, möchte einfach nur wahrgenommen und akzeptiert werden oder braucht einen positiven Lichtblick? Wenn Sie den Eindruck haben, dass das Gefühl gut versorgt ist, verabschieden Sie sich und atmen noch einmal tief ein und aus, bis Sie wieder die Augen öffnen.

Lassen Sie sich Zeit, um herauszufinden, was Ihnen bei bestimmten Gefühlen guttut. Anfangs fühlt es sich vielleicht ungewohnt an, aber mit etwas Übung werden Sie Ihre Gefühle immer besser kennenlernen. Bei *Traurigkeit* brauchen wir häufig Trost und Zuspruch. Es kann auch helfen, dass wir unsere schwierige Situation als herausfordernd anerkennen oder uns daran erinnern, was wir schon geschafft haben. *Angst* wünscht sich häufig, anerkannt und ernst genommen zu werden. Finden Sie Möglichkeiten, die angstauslösende Situation zu bewältigen und die eigenen Stärken zu spüren. Vermitteln Sie sich dabei Sicherheit. Wenn *Wut* uns aufwühlt, kann ein erster Schritt darin bestehen anzuerkennen, dass unsere Grenze verletzt wurde. Sprechen Sie mit Ihrer Wut wie mit einem wütenden, aufgeregten Kind. Erinnern Sie sich daran: Egal, was andere sagen oder tun, dies kann niemals Ihren eigenen Wert reduzieren. Spüren Sie auch einmal nach, ob hinter der Wut noch ein anderes Gefühl wie Angst oder Traurigkeit sitzt. Manchmal verstecken sich diese noch unangenehmeren Gefühle hinter der Wut wie hinter einem Bodyguard. Falls das so ist, versorgen Sie auch das „versteckte“ Gefühl.

Körperübungen für schwierige Gefühle und Anspannung

Wenn wir fühlen, ist unser Körper daran beteiligt. Das hat sich auch in unseren Sprachgebrauch eingeschlichen: Wir „beißen die Zähne zusammen“ in schwierigen Situationen, haben „einen Kloß im Hals“ oder „ein mulmiges Gefühl im Bauch“. Neben kognitiven Übungen kann es deshalb auch hilfreich sein, unsere Gefühle mit Körperübungen zu regulieren und die Energie, die mit den Gefühlen verbunden ist, abzubauen (Friese & Botz, 2024).

Um Energie bei *Wut oder Stress* abzubauen, können Sie, falls es Ihre Belastbarkeit zulässt, im Stehen Ihren Körper ausschütteln, indem Sie Ihre Arme oder den ganzen Körper schütteln. Im Sitzen können Sie ein Kissen drücken und auswringen. Alternativ können Sie liegend eine progressive Muskelentspannung (Jacobson, 2021) praktizieren (vgl. Kasten).

Übung: Progressive Muskelentspannung

Legen Sie sich entspannt hin oder setzen Sie sich auf einen Stuhl und atmen Sie entspannt ein und aus. Wählen Sie ein bestimmtes Körperteil aus. Das können Ihre Hände, Füße, die Gesichtsmuskeln, Beine oder der Oberkörper sein. Erspüren Sie, wie sich dieses Körperteil anfühlt. Spannen Sie dann Ihre Muskeln in dieser Region an – spürbar, aber nicht krampfhaft. Wählen Sie die Anspannung so, dass sie zu Ihrem Energielevel passt, und halten Sie die Spannung für 5 bis 10 Sekunden. Entspannen Sie Ihre Muskeln anschließend und spüren Sie nach, wie sich Ihr Körper jetzt anfühlt. Sie können die Übung jetzt beenden oder mit einem weiteren Körperteil fortführen.

Wenn Muskelanspannung für Sie nicht möglich ist, atmen Sie tief ein, achten Sie darauf, wie sich Ihre Bauchdecke und Brust heben und atmen Sie dann entweder stoßweise oder ganz langsam wieder aus.

Bei *Traurigkeit* braucht Ihr Körper möglicherweise etwas Zuwendung. Sie können sich eine dicke Decke um die Schultern legen oder sich selbst umarmen, indem Sie Ihre Arme/Hände auf die entgegengesetzte Schulter legen. Es kann auch helfen, den Oberkörper im Schneidersitz oder in der Hocke leicht hin und her zu wiegen oder Ihren Kopf sanft zu massieren.

Durch das dysregulierte Nervensystem gerät der Körper bei ME/CFS schnell in Anspannung. Vielleicht fällt es Ihnen manchmal auf, dass Sie im Laufe des Tages immer mehr Ihre Schultern hochziehen, Ihren Kiefer anspannen und Ihr Nacken schmerzt. Um die Anspannung immer wieder abzubauen, können Sie alle 30 Minuten eine kleine Entspannungspause machen, in der Sie zuerst auf Ihre Atmung achten und beobachten, wie Ihr Atem kühl durch die Nase einströmt und wärmer wieder ausfließt. Senken Sie dann mit einer Ausatmung die Schultern. Entspannen Sie bewusst Ihren Kiefer und die anderen Muskeln in Ihrem Gesicht. Stellen Sie sich vor, wie die überschüssige Anspannung mit jeder Ausatmung über Ihre Füße in den Boden abfließt.

Übung: Im tiefen Meer

Legen Sie sich an einen ruhigen Ort. Schließen Sie die Augen und atmen Sie langsam ein und noch langsamer aus. Stellen Sie sich vor, dass Sie in einem ruhigen, friedlichen Meer treiben. Ihr Körper ist schwerelos und sinkt immer tiefer in das weiche Wasser. Ihre Muskeln können sich entspannen, sie lösen sich von der Schwerkraft. Sie beobachten, wie Ihre Füße und Ihre Beine sich entspannen, Ihr Bauch und Ihr Brustkorb loslässt und auch Ihre Schultern, Arme und der Nacken werden ganz schwer und entspannt. Zum Schluss lassen Sie Ihre Gesichtsmuskeln auch los und genießen, wie Ihr Körper schwerelos im Wasser gleitet. Dabei können Sie selbst entscheiden, wie tief Sie sinken. Je weiter Sie sich von der Wasseroberfläche entfernen, desto mehr verschwinden Licht und Töne und werden von einer angenehmen Ruhe abgelöst. Bleiben Sie an diesem Ort, solange Sie sich wohlfühlen.

Gerade wenn wir mit Kindern im Kontakt sind, strömen viele Reize auf uns ein. Eine Möglichkeit, um eine möglichst gelassene Haltung gegenüber den Reizen einzunehmen und dadurch Energie zu sparen, ist die folgende Übung.

Übung: Meine sichere Seifenblase

Stellen Sie sich vor, dass Sie eine große Seifenblase umgibt. Um Sie herum schillert die Blase in bunten Farben. Sie bietet einen Schutz gegenüber der Außenwelt. Egal, welche Geräusche, Lichter oder Bewegungen um Sie herum sind: Die Blase schirmt Sie ab und puffert alle Reize. In der Blase nehmen Sie die Reize deshalb gedämpft wahr und bemerken, dass Sie ihnen mit Gelassenheit begegnen können. Beobachten Sie, wie Ihre Atmung ruhiger wird und sich Ihre Muskeln entspannen. In dieser Blase können Sie sich sicher und entspannt fühlen.

Die vielen Symptome, die bei ME/CFS immer wieder auftauchen, können bei Betroffenen *Angst* auslösen. Meist versuchen wir dann intuitiv, das Symptom und auch die Angst zu unterdrücken, was aber viel Energie zieht und dem Körper signalisiert, dass wir uns in Gefahr befinden. Wenn Sie den Kampf gegen den körperlichen Schmerz aufgeben, kann das Ihr Nervensystem entlasten. Probieren Sie diese Übung aus, wenn Sie das nächste Mal bemerken, dass eine Körperempfindung Ihnen Angst macht oder Sie Widerstand dagegen spüren.

Übung: Die eigenen Körperempfindungen beobachten

Begeben Sie sich an einen ruhigen Ort und setzen oder legen Sie sich dorthin. Atmen Sie einmal tief ein und aus, um anzukommen. Beobachten Sie dann für ein paar Atemzüge, wie Ihr Atem kühl durch Ihre Nasenflügel einzieht und wärmer wieder ausfließt, ohne dass Sie etwas dafür tun müssen. Ihr Atem ist Ihr Anker, zu dem Sie jederzeit zurückkehren können, wenn Sie sich sicher und gehalten fühlen möchten. Wandern Sie nun mit Ihrer Aufmerksamkeit durch Ihren Körper und suchen Sie sich eine Stelle heraus, die sich gerade angenehm oder neutral anfühlt. Nehmen Sie diese Empfindung genau wahr.

Gehen Sie dann mit Ihrer Aufmerksamkeit zu einer Stelle, an der Sie ein Symptom wahrnehmen. Sie müssen sich nicht direkt die Stelle mit der größten Intensität aussuchen. Wählen Sie erst einmal ruhig eine Körperempfindung mit leichter bis mittlerer Intensität. Bleiben Sie ruhig und entspannt und nähern Sie sich der Empfindung gelassen und mit neugieriger Haltung. Was spüren Sie? Ein Pochen, Ziehen, ein Stechen, ein dumpfes Gefühl oder etwas ganz anderes? Versuchen Sie, den Ort an Ihrem Körper und die Empfindung präzise wahrzunehmen. Stellen Sie sich vor, dass Ihr Atem zu diesem Ort fließt.

Wechseln Sie dann wieder zu der Körperstelle, die sich neutral oder angenehm anfühlt und nehmen Sie Ihren Körper dort wahr. Wenn Sie möchten, können Sie mehrmals mit Ihrer Aufmerksamkeit zwischen den beiden Körperstellen wechseln. Achten Sie dabei immer wieder auf eine ruhige Atmung und eine neugierige, gelassene Haltung. Nehmen Sie am Ende der Übung noch einmal Ihren Körper als Ganzes wahr: Wie fühlt er sich jetzt an? Was hat sich möglicherweise verändert?

4.4 Wiederkehrende Gedanken verändern

Wenn sich der gewohnte Familienalltag durch eine chronische Krankheit wie ME/CFS nahezu auflöst, kann das anhaltende Grübeleien und Sorgen auslösen. Die Energie, die gesunde Menschen unbewusst für Denkprozesse aufwenden, ist bei ME/CFS stark eingeschränkt. Das Gehirn kann Informationen schlechter filtern, sodass Gedanken häufiger unkontrolliert kreisen. Außerdem verstärkt der chronische Stress der Erkrankung oft negative Denkmuster, die wiederum zusätzlichen Stress auslösen. Dieser Kreislauf kann emotionale Erschöpfung und das Gefühl der Überforderung verstärken, wobei dann noch weniger Energie für die Alltagsbewältigung übrigbleibt.

Um diesen Teufelskreis zu durchbrechen, machen Sie sich bewusst: Nicht alle Gedanken sind hilfreich oder notwendig. Finden Sie einen konstruktiven Umgang mit Gedanken, indem Sie zwischen zwei Kategorien unterscheiden:

1. *Problemlösen:* Ein Gedanke, der auf eine konkrete Lösung oder Handlung abzielt, kann hilfreich sein (z.B. „Ich könnte meine Tagesstruktur anpassen, um meine Energie besser zu nutzen.").
2. *Dysfunktionales Grübeln:* Gedanken, die sich im Kreis drehen, aber keine Lösung bringen, sind belastend (z.B. „Ich werde nie wieder genug Energie haben, um eine gute Mutter/ein guter Vater zu sein.").

Überprüfen Sie Ihre Gedanken immer wieder mit diesen Fragen:

- Ist dieser Gedanke hilfreich?
- Führt er zu einer konkreten Lösung oder drehe ich mich im Kreis?
- Würde ich diesen Gedanken einer Freundin oder einem Freund als nützlich empfehlen?

Unser Gehirn produziert den ganzen Tag über Gedanken. Meistens geht es darum, Vergangenes zu bewerten oder Zukünftiges zu planen. Beides zielt darauf ab, potenzielle Gefahren zu vermeiden. Gerade wenn wir dazu gezwungen sind, wenig Aktivitäten nachzugehen und uns auszuruhen, kann es passieren, dass unser Gehirn auf Hochtouren läuft. Unsere Gedanken sind dabei nicht die Realität, sondern sie sind beeinflusst von unseren Erfahrungen, Einstellungen und Erwartungen. Wenn eine Ärztin ihrem Patienten nach der Diagnostik mitteilt, dass er an ME/CFS erkrankt ist, kann das Angst und Trauer auslösen, wenn der Patient gehofft hat, dass er eigentlich gesund ist. Ein anderer Patient fühlt sich vielleicht erleichtert, weil er endlich mit seinen Symptomen ernst genommen wird, und hofft, dass jetzt Therapien gefunden werden können, die seinen Alltag erleichtern. Wenn Menschen konsequent an den Inhalt ihrer Gedanken glauben und diese nicht hinterfragen, kann das zu Problemen führen. Wer z.B. den Gedanken „Du bist schwach, du wirst nie wieder gesund" für die Wahrheit hält, vermeidet möglicherweise Arzttermine und unterlässt weitere Behandlungsversuche.

Anstatt Ihre Gedanken als unumstrittene Wahrheit und Realität anzusehen, nehmen Sie Abstand von Ihren Gedanken und distanzieren Sie sich davon. Nehmen Sie Ihre Gedanken als zufällige Produktionen Ihres Gehirns wahr, die kommen und gehen und mal mehr und mal weniger Sinn ergeben. Indem Sie diese Distanz schaffen, verringern Sie automatische Handlungen, die Ihnen das Leben schwerer machen. Sie haben durch Ihre Erkrankung nur wenig Energie zur Verfügung, deshalb lassen Sie uns Energie für unnötiges Grübeln sparen.

Hilfreiche Denkprozesse unterstützen

Anstatt immer wieder in Grübeleien zu versinken, üben Sie, Ihre Gedanken bewusst wahrzunehmen. Achten Sie im Tagesverlauf immer wieder darauf, welche Gedanken gerade durch Ihren Kopf ziehen. Wenn Sie starke Körperreaktionen und Gefühle spüren, kann das auch ein wichtiges Signal sein, dass gerade Denkmuster aktiviert wurden, die unsere Energie aufbrauchen. Sollten Sie Gedanken bemerken, die Sie als nicht hilfreich bewerten, begegnen Sie ihnen mit Neugierde und Humor. Es ist doch immer wieder erstaunlich, was unser Gehirn für faszinierende

Gedanken produziert. Wir sind nicht unsere Gedanken und dürfen diese deshalb mit Abstand begleiten.

Probieren Sie einmal aus, welche dieser Strategien Ihnen im Umgang mit Gedanken helfen:

- *Gedanken wie Wolken betrachten:* Stellen Sie sich vor, Ihre Gedanken sind Wolken an einem blauen Himmel. Als unterschiedlich große Wolken ziehen Ihre Gedanken vorbei. Sie müssen sie nicht festhalten oder unterdrücken, Sie können sie einfach beobachten. Je weiter Sie die Wolken wegziehen lassen, desto kleiner werden sie.
- *Gedanken aufschreiben:* Nehmen Sie sich ein paar Blätter Papier und einen Stift. Stellen Sie sich für 10 Minuten einen Wecker und schreiben Sie auf, was Ihnen durch den Kopf geht. Schreiben Sie schnell und ohne das Geschriebene zu bewerten. Alles, was Ihnen durch den Kopf geht, bringen Sie aufs Papier. Das Geschriebene muss keinen Regeln entsprechen und wird danach weggeworfen. Spüren Sie nach der Übung, wie sich Ihr Körper jetzt anfühlt und ob sich die Gedanken in Ihrem Kopf verändert haben.
- *Denkmuster hinterfragen:* Machen Sie immer wieder einen Realitäts-Check und fragen Sie sich: Ist das wirklich wahr? Gibt es auch eine andere Perspektive? Wie würde eine Kamera die Situation aufgezeichnet haben? Wie würde ein Alien die Situation bewerten, das gerade in einem Raumschiff über mir schwebt? Was würde eine Freundin oder ein Freund mir raten, wenn ich meine Gedanken mitteile?
- *Erwartungs-Gewitter lösen:* Wenn Sie länger über ein Problem grübeln, ohne eine Lösung zu finden, kann das daran liegen, dass zu viele unterschiedliche Erwartungen von Ihnen selbst und anderen Personen Sie beeinflussen (vgl. Kasten).

Übung: Erwartungs-Gewitter (in Anlehnung an von Schlippe, 2014)

Schreiben Sie Ihr Problem in die Mitte eines Blattes und schreiben Sie die unterschiedlichen Erwartungen, die Sie bei sich wahrnehmen oder bei anderen Menschen annehmen, rundherum in Wolken (vgl. Beispiel in Abbildung 3).

Nehmen Sie sich anschließend Zeit, um zu jeder Erwartung nacheinander einen inneren Dialog zu führen. Sie können sich die eigenen

Erwartungen wie bei der Übung „Mein Gespräch mit dem Gefühl" (vgl. Seite 87) als Figuren oder Personen vorstellen. Im Beispiel in Abbildung 3 könnte das so aussehen: Sprechen Sie beispielsweise zur Angst vor möglichen Nebenwirkungen einer Therapie darüber, wie wahrscheinlich diese Befürchtung ist, und wägen Sie Chancen und Risiken ab. Bei den Erwartungen, die möglicherweise andere Personen haben, gehen Sie innerlich mit dieser Person ins Gespräch. Entscheiden Sie dann, ob Sie die Position annehmen oder ablehnen wollen. Positionen, die Sie ablehnen, können Sie durchstreichen. Schreiben Sie neue Erkenntnisse mit auf das Papier. Überlegen Sie sich abschließend, wie Sie das Problem lösen möchten.

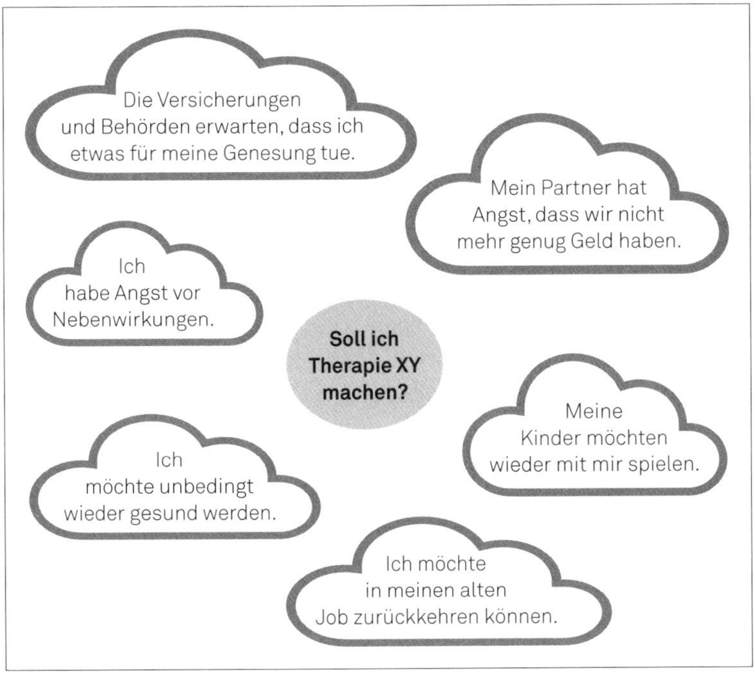

Abbildung 3: Beispiel – Wolken mit unterschiedlichen Erwartungen, die im Zusammenhang mit einem Problem vermutet werden

4.5 Positives wahrnehmen

In schwierigen Lebenslagen wie einer chronischen Erkrankung kippt oft die Wahrnehmungs-Wippe und wir nehmen stärker Negatives um uns herum wahr. Das ist verständlich, wenn die Belastungen durch die Krankheit oft erdrückend sind und es schwerfällt, Momente des Wohlbefindens zu erkennen. Doch gerade in schwierigen Zeiten kann das bewusste Wahrnehmen positiver Aspekte helfen, das emotionale Gleichgewicht zu erhalten und Ressourcen zu stärken. Wenn wir unsere Aufmerksamkeit auf das Positive um uns herum lenken, wird unser Gehirn darauf trainiert, auch in belastenden Situationen wertvolle und stärkende Erlebnisse wahrzunehmen. Und das kann uns Kraft und Zuversicht geben. Es geht nicht darum, Schwierigkeiten zu ignorieren, sondern sie in einem realistischeren, ausgeglicheneren Licht zu betrachten.

Ressourcen aufdecken

Jeder Mensch besitzt innere und äußere Ressourcen, die ihm helfen können, mit Herausforderungen umzugehen. Ressourcen sind alle Gedanken, Bilder, Handlungen oder Situationen, die uns gefühlsmäßig ein positives Erleben geben und uns Freude, Kraft, Mut, Verbundenheit oder Sicherheit bringen. Ressourcen können uns durch schwierige Zeiten helfen und uns emotional stabilisieren, auch wenn um uns herum große Herausforderungen und Einschränkungen bestehen.

Übung: Meine Ressourcen

Beantworten Sie diese Fragen für sich gedanklich oder schreiben Sie die Antworten auf.

- Welche Aktivitäten oder Situationen bringen Ihnen im Alltag Freude und Spaß? Wann fühlen Sie sich glücklich?
- Was können Sie besonders gut? Welche Herausforderungen haben Sie in der Vergangenheit gemeistert? Auf welche eigenen Stärken können Sie sich auch in schwierigen Zeiten verlassen?
- Welche Menschen sind Ihnen wichtig? Von wem erhalten Sie Hilfe? Welche Beziehungen geben Ihnen Kraft?

- Was gibt Ihnen Halt im Leben? Wann spüren Sie innere Ruhe? Wie fühlen Sie sich in der Natur? Welche religiösen oder spirituellen Vorstellungen geben Ihnen Kraft?
- Wann fühlen Sie sich sicher und wohl? Was in Ihrem Leben ist stabil? Was gibt Ihnen Halt?

Sie können sich die Ressourcen, die Ihnen Kraft geben, in Ihrem Alltag immer wieder in Erinnerung rufen, indem Sie passende Fotos aussuchen und eine Collage erstellen. Alternativ können Sie die Fotos auch als Hintergrund auf Ihrem Smartphone speichern, um immer wieder an sie erinnert zu werden.

Achtsamkeit

Häufig verbringen wir unseren Alltag automatisch und bekommen vieles um uns herum nicht bewusst mit. Das ist auf der einen Seite sehr praktisch, weil wir nicht darüber nachdenken müssen, wie wir unsere Schnürsenkel binden oder unsere Zähne putzen. Wenn wir aber zu viel automatisch tun und immer mehr Dinge übereilt und gleichzeitig erledigen, führt das zu Stress. Wir grübeln dann beim Essen über ein Problem, anstatt den Geschmack des Essens bewusst wahrzunehmen. Durch die vielen Aktivitäten bemerken wir häufig gar nicht, wie Sorgen über die Zukunft oder Grübeleien über die Vergangenheit uns immer wieder mitreißen. Dass sich unser Alltag insgesamt immer mehr beschleunigt, betrifft die meisten Menschen auf unserer Welt. Bei ME/CFS ist das aber besonders ungünstig, weil wir dadurch zu viel Energie verbrauchen.

Achtsamkeit bedeutet, den Moment bewusst wahrzunehmen, ohne ihn zu bewerten. Gerade bei ME/CFS kann es hilfreich sein, sich nicht von Sorgen über die Zukunft oder Grübeleien über die Vergangenheit mitreißen zu lassen. Stattdessen hilft Achtsamkeit dabei, sich auf den aktuellen Moment zu konzentrieren und die vorhandenen Ressourcen besser zu nutzen. Diese Übungen können Ihnen helfen, den Alltag achtsamer zu gestalten:

- *Atembeobachtung:* Nehmen Sie mehrmals am Tag für ein paar Minuten die eigene Atmung bewusst wahr. Halten Sie kurz inne und beobachten Sie Ihren Atem an den Nasenflügeln, im Brustkorb oder Bauch.
- *Achtsame Pausen:* Gönnen Sie sich zwischendurch immer wieder kleine Ruhepausen, in denen Sie bewusst auf Ihren Körper hören. Nehmen

Sie ein paar tiefe Atemzüge und spüren Sie dann in Ihren Körper hinein. Wo fühlt er sich neutral oder angenehm an, wo nehmen Sie Anspannung wahr? Lassen Sie die Schultern sinken und entspannen Sie Ihren Kiefer.

- *Ihre Umgebung genau wahrnehmen:* Beobachten Sie Ihre Umgebung ganz genau. Sie können z. B. auf einer Parkbank Ihre Umgebung achtsam erleben oder in Ihrem Schlafzimmer ganz genau auf die Formen und Farben um sich herum achten. Tun Sie dabei so, als wären alle Objekte und Reize neu für Sie und nehmen Sie eine neugierige Haltung ein, ohne die Dinge um Sie herum zu bewerten. Unsere Kinder sind meist unsere besten Achtsamkeitslehrer: Sie nutzen all ihre Sinne, um die Dinge um sie herum genau zu erfassen, und achten nicht auf die Zeit oder auf Termine. Nehmen Sie sich die Zeit und entdecken Sie gemeinsam mit Ihrem Kind Ihre Umgebung.

Dankbarkeit

Wenn wir die meisten Umstände im Alltag für selbstverständlich halten, verpassen wir die kleinen Wunder. Dankbarkeit kann eine kraftvolle Strategie sein, um den Fokus auf das Positive zu lenken. Studien zeigen, dass regelmäßiges Praktizieren von Dankbarkeit Stress reduzieren und das Wohlbefinden erhöhen kann (Davis et al., 2016). Dankbarkeit bedeutet dabei nicht, alles zwanghaft positiv zu sehen. Vielmehr können Schmerz und Freude nebeneinander existieren. Auch in schwierigen Lebensumständen können wir Freude und Dankbarkeit für positive Aspekte empfinden. Einige Möglichkeiten, Dankbarkeit in den Alltag zu integrieren:

- *Dankbarkeitstagebuch führen:* Notieren Sie jeden Abend drei bis fünf Dinge, für die Sie dankbar sind, selbst wenn es kleine Momente wie ein Lächeln des Kindes oder ein schöner Sonnenaufgang sind. Spüren Sie in sich hinein, wo Sie diese Dankbarkeit fühlen. Wenn Ihnen das Schreiben schwerfällt, können Sie sich entspannt hinlegen und sich ein Fließband vorstellen, auf dem schöne Dinge an Ihnen vorbeifahren, die Sie heute wahrgenommen haben. Dies können z. B. eine wohltuende Tasse Tee, die Sonnenstrahlen am Fenster oder ein freundliches Lächeln eines anderen Menschen sein.
- *Dankbarkeitsspaziergang:* Gehen Sie langsam und bewusst spazieren und zählen Sie Dinge in der Umgebung auf, für die Sie dankbar sind – schöne Natur, frische Luft, Sonnenstrahlen. Wenn Sie aktuell

nicht spazieren können, setzen oder legen Sie sich an einen gemütlichen Platz und machen eine Dankbarkeitsmeditation. Schließen Sie die Augen, atmen Sie tief ein und denken Sie an drei Dinge, für die Sie dankbar sind. Spüren Sie die Dankbarkeit im Körper.
- *Dankbarkeit mit anderen teilen:* Sprechen Sie einem anderen Menschen ein Dankeschön aus oder teilen Sie einen positiven Gedanken.

4.6 Angenehme Tätigkeiten

Die größte Herausforderung bei ME/CFS ist, die eingeschränkte Energie sorgfältig zu verwalten. Da mag es als Widerspruch erscheinen, angenehme Tätigkeiten anzuregen. Wenn wir es aber schaffen, positive Aktivtäten, die uns Freude bereiten und entspannend wirken, in den Alltag zu integrieren, kann das positive Effekte auf unsere Stimmung haben. Denn bei ME/CFS schränkt sich der Radius der Betroffenen häufig ein und der Tag kann ganz schön lang werden. Außerdem kann es helfen, die Aufmerksamkeit von den Symptomen abzulenken, ohne die Erkrankung zu ignorieren. Sanfte, positive Aktivitäten können das Nervensystem beruhigen und helfen, Überstimulation zu vermeiden. Und trotz der Einschränkungen können angepasste Aktivitäten das Gefühl vermitteln, etwas Schönes zu erleben und ein Stück Lebensqualität zurückzugewinnen. Damit das gelingen kann, müssen positive Aktivitäten aber mit Bedacht gewählt werden. Halten Sie diese vier Grundprinzipien ein:
- *Klare Grenzen setzen:* Aktivitäten sollten nicht bis zur Erschöpfung betrieben werden, sondern in kurzen, erträglichen Einheiten stattfinden.
- *Regelmäßige Ruhephasen einplanen:* Zwischen oder nach den Aktivitäten sollten Pausen eingeplant werden, um Überlastung zu vermeiden.
- *Körpersignale ernst nehmen:* Sobald sich Anzeichen von Erschöpfung oder Überlastung zeigen, sollte die Aktivität angepasst oder unterbrochen werden.
- *Flexibilität bewahren:* An manchen Tagen ist mehr möglich, an anderen weniger – die Tagesform entscheidet.

Probieren Sie für sich aus, wie Sie angenehme Aktivitäten in Ihren Alltag integrieren können, ohne Ihre Belastungsgrenze zu überschreiten. Zu positiven Aktivitäten gehören z. B. entspannende Hobbys wie Malen, Musikhören oder sanftes Gärtnern, Achtsamkeitsübungen oder Meditation, soziale Kontakte in einem angepassten Rahmen (z. B. kurze Telefonate oder schriftlicher Austausch), Naturbeobachtung oder ruhige Aufenthalte im Freien. In der „Liste angenehmer Aktivitäten" im Anhang (vgl. Seite 142 sowie Online-Materialien) finden Sie viele Aktivitäten, von denen Sie passende für sich auswählen können. Es geht nicht darum, alle Aktivitäten durchzuprobieren, sondern für sich individuell herauszufinden, welche Tätigkeiten Ihnen im Rahmen Ihres Pacings helfen.

Was uns wichtig ist klarzustellen: Positive Aktivitäten dürfen nicht als „Therapie" missverstanden werden, die die Krankheit ME/CFS heilen soll, sondern als kleine Inseln des Wohlbefindens im Alltag. Durch eine achtsame Balance zwischen Aktivität und Ruhe können sie helfen, das emotionale und mentale Gleichgewicht zu unterstützen, ohne die knappen Energiereserven zu erschöpfen.

5 Partnerschaft leben

„Meine Frau ist nun schon seit 2,5 Jahren an ME/CFS erkrankt. Vor allem zu Beginn der Erkrankung hat mich das total überfordert. Ich weiß noch, wie alles losging. Wir waren unterwegs in den Urlaub, meine Frau hatte drei Wochen zuvor Covid 19; es war aber alles wieder gut. Dachten wir. Doch plötzlich hatte sie einen wahnsinnig hohen Puls. Der erste Krankenhausaufenthalt. Damit fing alles an. Dann kam die Erschöpfung, Schwindelattacken, ein schweres Grippegefühl, schwere Kreislaufprobleme. Und Tage, an denen meine Frau keinen klaren Satz sprechen konnte. Immer wieder waren wir in der Notaufnahme. Dort nahm man uns zwar ernst, aber konnte auch nicht helfen. Keiner wusste es einzuordnen. Diese Ohnmacht ... furchtbar. Dann die erste Idee ... Long Covid könnte es sein. Doch da war auch noch so viel Ungewissheit. Für mich bedeutete das, dass meine Frau erstmal völlig ausfiel. Die Krankheit war so unberechenbar. Planen ging nicht. Ich musste auf der Arbeit immer rufbereit sein. Einkaufen, die Jungs zum Sport fahren, Essen machen, Haushalt, Arztbesuche managen ... mein Tag endete um 23:00 Uhr und begann um 5:00 Uhr. Freizeit gab es nicht mehr. Zum Glück unterstützte uns meine Schwiegermutter. Auch unsere Freunde sprangen ein, wo sie konnten. Es hat eine Weile gedauert, aber wir haben einen neuen Alltag gefunden, mit dieser Erkrankung zu leben. Schwierig ist es dennoch immer wieder.“

Marc H., Ehemann einer ME/CFS-Erkrankten

Erkrankt ein Elternteil an ME/CFS, bedeutet dies auch für die Partnerin oder den Partner eine außergewöhnliche Belastung. Deshalb wenden wir uns in diesem Kapitel auch an Sie als Partnerin bzw. Partner. Neben der emotionalen Auseinandersetzung mit diesem Lebensabschnitt müssen Sie häufig den gesamten Alltag neu organisieren, den bisher beide Elternteile gestemmt haben. Für Sie als gesunden Elternteil ist es ebenfalls wichtig, gut auf sich zu achten, indem Sie sich frühzeitig Unterstützung im Alltag holen, aber auch eigene Kraftquellen nutzen, um den persönlichen Akku immer wieder aufzuladen. Betroffene Paare brauchen neue Rituale und Abläufe und müssen möglicherweise über einen längeren Zeitraum auf liebgewonnene gemeinsame Aktivitäten und regelmäßigen Austausch verzichten. Die Anpassung an eine Partnerschaft mit chronischer Erkrankung gelingt eher, wenn die partnerschaftliche Beziehung positiv gelebt wird und die Familienmitglieder eine konstruktive Kommunikation untereinander nutzen (Rollett, 2008). Von einer positiven Paarbeziehung profitieren auch die Kinder, die ihre Eltern als Einheit erleben und dadurch mehr Sicherheit und Orientierung erfahren (Zemp & Martensen, 2020; Goldberg & Carlson, 2014; McCoy et al., 2013). Zu einer verlässlichen, stabilen Beziehung gehört es auch, in schwierigen Zeiten gemeinsame Wege zu suchen. Wenn Sie es in der Krise, die die Erkrankung mit sich bringt, schaffen, im Kontakt miteinander zu bleiben und sich Halt und Unterstützung zu geben, kann sich auch eine neue Tiefe und Verbundenheit entwickeln.

5.1 Tipps für den gesunden Elternteil

Zusammengefasst

Wir werfen nun einen Blick darauf, wie es vielen gesunden Elternteilen mit einer Partnerin bzw. einem Partner mit ME/CFS geht und was ihnen helfen kann, um die nötigen Veränderungen gut zu bewältigen. Auch der gesunde Elternteil darf sich den Raum nehmen, um die eigenen Gefühle zu verarbeiten, und muss neue Alltagsroutinen finden und Kraftquellen nutzen, um genug Energie für die Alltagsbewältigung zu behalten.

5.1.1 Umgang mit Emotionen

Auch der gesunde Elternteil fühlt mit und braucht den Raum, Gefühle zulassen zu können und Trost und Halt zu erfahren. Vor allem Angst und Unsicherheit stehen am Anfang der Erkrankung oft im Vordergrund, da vielfach die Symptome der an ME/CFS erkrankten Person zunächst diffus auftauchen und keine klare Diagnose gestellt werden kann. Ehe es zu einer ausführlichen Diagnostik kommt, vergehen oft Monate oder Jahre. So kann es sein, dass ein Elternteil vollständig bettlägerig ist und im Alltagsgeschehen der Familie ausfällt, ohne dass klar ist, was der Elternteil für eine Erkrankung hat.

Für jedes einzelne Familienmitglied kann es hier hilfreich sein, dass transparent und offen über die Erkrankung und das Empfinden der Beteiligten gesprochen wird und sie auf unterschiedliche Art und Weise in den Diagnostik- und Behandlungsprozess einbezogen werden. Wie dies im Umgang mit den Kindern gut gelingen kann, wurde in Kapitel 3 ausführlich beschrieben. Für den anderen Elternteil kann es bedeuten, dass dieser Arztbesuche begleitet oder über Diagnostik und Behandlungsansätze informiert wird. Nutzen Sie auch die Gelegenheit, sich selbst über die Erkrankung zu informieren (in Kapitel 1 finden Sie Informationen zur Erkrankung). Das kann helfen, Unsicherheiten abzubauen, Missverständnissen vorzubeugen und mit der erkrankten Partnerin bzw. dem erkrankten Partner auf Augenhöhe über die Erkrankung sprechen zu können.

Reflexion

- Wie wichtig ist es Ihnen, in den Diagnostik- und Behandlungsprozess einbezogen zu werden?
- Können Sie Ihre Wünsche als Angehörige bzw. Angehöriger diesbezüglich äußern?
- Was brauchen Sie, um mit Ihren Fragen ernst genommen zu werden?

Wichtig: Wenn Sie das Gefühl haben, dass es Ihnen nicht guttut, Arzttermine zu begleiten, und auch Fragen zu Diagnostik und Behandlung Sie eher belasten, ist es ebenfalls in Ordnung, sich hier zu schützen. Wissen ist Macht, aber achten Sie auch auf Ihre Grenzen. Besprechen Sie diese Grenzen mit der erkrankten Partnerin bzw. dem erkrankten Partner und finden Sie einen Weg, der für Sie beide individuell hilfreich ist.

Neben der Angst und Unsicherheit, die durch die diffusen Symptome und die manchmal (noch) fehlende Diagnose und Behandlungsmöglichkeiten entsteht, kann diese chronische Erkrankung auch andere Ängste für den gesunden Elternteil mit sich bringen. Betroffene Elternteile äußern, dass existenzielle Sorgen eine große Belastung darstellen (z. B. „Wie können wir die Familie ernähren, wenn ein Gehalt fehlt?“). Auch die (gefühlte) alleinige Verantwortung dafür, dass das „System Familie“ läuft, kann für Unsicherheit sorgen.

Spricht man mit Angehörigen von ME/CFS-Erkrankten, benennen diese oft auch ein großes Gefühl der Traurigkeit. Es kann sehr traurig machen, dass nun die unmittelbaren, aber auch langfristigen Pläne der Familie verändert und neu sortiert werden müssen (Rollett, 2008). Daneben trauert der gesunde Elternteil womöglich auch um die nun fehlenden gemeinsamen schönen Momente und Unternehmungen als Paar oder Familie. Manchmal kann dies den gesunden Elternteil auch wütend machen („Warum gerade wir?“, „Das ist nicht fair!“).

Angst vor den Veränderungen zu haben und sich bei der Anpassung an die Erkrankung der Partnerin bzw. des Partners traurig oder auch wütend zu fühlen, ist ein ganz normales und gesundes Empfinden und es ist wichtig, diese Emotionen zu fühlen und ihnen Raum zu geben.

Reflexion

- Mit welchen Gefühlen sehen Sie sich in Ihrem momentanen Alltag konfrontiert?
- Wo finden Sie den Raum und die Möglichkeit, diese Emotionen zuzulassen?
- Können Sie sich zusammen mit Ihrer Partnerin bzw. Ihrem Partner den Raum nehmen, über Gefühle zu sprechen?
- Wo finden Sie Halt und Trost? Gibt es Personen im Freundeskreis oder in der Familie, die Sie und die Familie (emotional) begleiten?
- Wo wünschen Sie sich Gespräche in Ihrem Freundeskreis und Ihrer Familie, in denen nicht nach der Erkrankung Ihrer Partnerin bzw. Ihres Partners gefragt wird? Teilen Sie diesen Wunsch gegenüber vertrauten Personen offen mit.

Manchmal kann es auch für Angehörige hilfreich sein, sich eine Zeit lang professionelle Unterstützung durch eine Psychotherapeutin bzw. einen Psychotherapeuten oder eine (Familien-)Beratungsstelle zu holen (vgl. Kapitel 6). In vielen Regionen oder größeren Städten gibt es auch Selbsthilfegruppen für Angehörige. Zumeist sind dies keine Selbsthilfegruppen speziell für ME/CFS. Aber auch der Austausch mit Angehörigen, deren Partnerin bzw. Partner an einer anderen chronischen Erkrankung leidet, kann schon hilfreich sein. Im Gespräch mit anderen Angehörigen fühlt man sich oft nicht mehr so allein mit seinen Sorgen. Der Austausch kann dabei helfen, neue Lösungsansätze zu finden, und Herausforderungen können mit Unterstützung oft viel besser bewältigt werden.

Aber auch hier ist es gut, auf sein Bauchgefühl zu hören. Manchen Angehörigen tut ein Austausch mit anderen betroffenen Angehörigen gut, andere stresst oder belastet so ein Austausch zusätzlich. Wählen Sie den Weg, der sich für Sie passend anfühlt.

5.1.2 Umverteilung der Rollen und hilfreiche Strategien im Alltag

Mit einem chronisch erkrankten Elternteil verändern sich die Rollen im Familiensystem je nach Krankheitsverlauf schleichend oder aber schlagartig. So kann es sein, dass einer der Elternteile nun seine bisherigen Aufgaben in der Familie (sich um den Haushalt kümmern, einkaufen, die Kinder versorgen, arbeiten gehen) nicht mehr wahrnehmen kann. Es kann passieren, dass von heute auf morgen die Aufgaben in der Familie neu verteilt werden müssen.

Während hier bei den Kindern ein besonderes Augenmerk darauf geworfen werden sollte, dass sie nicht in die Rolle eines Erwachsenen schlüpfen (vgl. Kapitel 3), bedeutet diese Umverteilung der Aufgaben auch eine stärkere Belastung für den gesunden Elternteil. Angehörige von Personen, die an ME/CFS erkrankt sind, berichten, dass sie nun neben der täglichen Arbeit abends noch den Einkauf oder das Elterntaxi zu den Hobbys der Kinder übernehmen müssen. Aufgaben wie Haushalt, Elternabende etc. können nicht mehr auf zwei Paar Schultern verteilt werden, sondern werden von einem Elternteil gestemmt. Um einer Überlastung des gesunden Elternteils vorzubeugen, kann Folgendes hilfreich sein: Schauen Sie zeitnah nach Ressourcen im Unterstützernetzwerk!

Reflexion

- Wer kann den Einkauf oder das Bringen zu Hobbys übernehmen?
- Wo kann der erkrankte Elternteil noch einen Teil des alltäglichen familiären Programms übernehmen und wo braucht es Hilfe durch Großeltern, Freundinnen bzw. Freunden oder Personen aus der Nachbarschaft?
- Gibt es einen Bringdienst für den Mittagstisch, über den das Mittagessen gewährleistet werden kann?
- Steht Ihrer Familie eine Haushaltshilfe zu? (Hierzu berät z. B. die Ergänzende Unabhängige Teilhabeberatung [EUTB], vgl. Kapitel 6.)

Auch für Sie als Angehörige bzw. Angehöriger gilt: Setzen Sie Prioritäten.

- Welche Haushaltsaufgaben können liegen bleiben? Wo können Sie auf der täglichen To-do-Liste etwas streichen?

Tipp: Manchmal hilft es, die anstehenden Aufgaben in To-do-Listen rot, gelb oder grün zu markieren. Rot markierte Aufgaben sind dringend zu erledigen, gelb markierte Aufgaben sind wichtig, aber müssen nicht sofort erledigt werden, und grün markierte Aufgaben dürfen entspannt nach hinten geschoben werden.

Neben diesem „Mehr“ an strukturellen Aufgaben bedeutet die Umverteilung der Rollen oft auch, dass der gesunde Elternteil ein „Mehr“ an Verantwortung für die Familie und die Kinder übernehmen muss. Fragen zur Gesundheit der Kinder, Krisengespräche in Kindergarten oder Schule, die alltäglichen Sorgen um Finanzen oder Reparaturen – das ist nur eine kleine Liste dessen, was an Verantwortung nun über einen längeren Zeitraum auf den Schultern nur eines Elternteils lastet. Auch hier gilt: Holen Sie sich Hilfe, wo immer es möglich ist. Hilfreich kann es sein, Schule, Kindergarten und gegebenenfalls auch die kinderärztliche Praxis über die aktuellen Belastungen in der Familie zu informieren. So können pädagogische und medizinische Fachkräfte im Hintergrund mithelfen, die Entwicklung der Kinder im Blick zu behalten und alltägliche Herausforderungen (Streitigkeiten im Freundeskreis, Schwierigkeiten bei den Hausaufgaben) aufzufangen.

Schauen Sie, wie viel der erkrankte Elternteil gegebenenfalls noch in alltägliche Erziehungsfragen eingebunden werden kann. Manchmal ist hier ein Austausch über wichtige Themen noch möglich. Ist dies aktuell nicht der Fall, schauen Sie, ob es Großeltern, Freundinnen bzw. Freunde oder die Eltern von anderen Kindern in derselben Schulklasse bzw. Kindergartengruppe gibt, die mit einer guten Idee oder einem Tipp helfen können. Bei all dem gilt auch hier: Scheuen Sie sich nicht, auch externe Hilfe anzunehmen. Psychosoziale Beratungsstellen (vgl. Kapitel 6) sind dafür geschult, Familien in Krisensituationen zu unterstützen und mit Ihnen nach kreativen Lösungen und Möglichkeiten zu suchen, um Ihren Alltag zu entlasten.

5.1.3 Kraftquellen nutzen

Wie die meisten anderen chronischen Erkrankungen auch ist ME/CFS eine Krankheit, die eine Familienstruktur auf lange Sicht verändert. Neben der Schwere der Erkrankung ist auch die Dauer nicht berechenbar. Dies bedeutet neben der emotionalen Belastung auch eine hohe körperliche Beanspruchung für den gesunden Elternteil über eine lange Zeit. Um dieser Herausforderung gerecht zu werden, ist es wichtig, rechtzeitig auch eigene Kraftquellen zu nutzen. Dies kann die wöchentliche Sporteinheit sein, der Stammtischabend mit den Freunden oder ein Waldspaziergang am Abend. Auch die Tasse Kaffee am Mittag und das Ein-paar-Minuten-Durchatmen zwischendurch können schon kleine Energiequellen sein. Auch Schlaf ist eine wichtige Kraftquelle. Achten Sie auf ausreichend langen Schlaf.

Reflexion

- Was gibt Ihnen Kraft? Wo tanken Sie persönlich Ihre Batterien auf?
- Welches Hobby möchten Sie gerne beibehalten?
- Wo können Sie bewusst Pausen einbauen? Wie können Sie Pausen in Ihren Alltag integrieren?

Wenn Sie sich manchmal dabei erwischen, Ihre Aufgaben und Termine zu priorisieren und die Erholungsphasen hinten anzustellen („Ich mache Pause, wenn alles erledigt ist"), kann es wichtig sein, hier umzudenken. Bauen Sie Erholungsphasen bewusst in Ihren Tagesablauf ein und tragen Sie diese am besten auch in Ihren Kalender ein.

Manchmal entwickelt sich ein schlechtes Gewissen dem kranken Elternteil gegenüber, wenn es darum geht, auch eigene Bedürfnisse zu sehen und zu erfüllen. So kann der gesunde Elternteil sich dabei schlecht fühlen, wenn er seinem Hobby am Abend nachgeht oder Freundinnen bzw. Freunde trifft. Eine gute und offene Kommunikation mit dem erkrankten Elternteil kann hier wichtig und hilfreich sein. Sprechen Sie Ihr Gefühl an, beschreiben Sie Ihr Bedürfnis, Energie zu tanken, um langfristig für den Familienalltag die nötige Kraft aufbringen zu können.

5.2 Die Paarbeziehung gestalten

Zusammengefasst

Eine gesunde Partnerschaft stellt eine wichtige Ressource sowohl für den erkrankten als auch für den gesunden Elternteil dar. Auch die Kinder profitieren davon, wenn die Eltern sich gut verstehen. Damit die Paarbeziehung stabil bleibt, ist eine offene und lösungsorientierte Kommunikation wichtig. Hierfür hilft es unter anderem, Wünsche zu formulieren, statt dem Gegenüber Vorwürfe zu machen. Auch ist es wichtig, den Blick auf Positives zu lenken und dem Gegenüber wertschätzend zu begegnen. Zudem hilft es, wenn beide neue Ideen finden, positive Zeit miteinander zu verbringen. Körperliche Nähe bleibt auch in einer so schwierigen Zeit wichtig und Paare sollten – wenn möglich – neue Wege suchen, sich nahezukommen.

Stellen Sie sich Ihre Partnerschaft wie ein Boot vor, dass Sie gemeinsam durchs Gewässer steuern. Immer wieder übernimmt mal die eine oder die andere Person das Steuer. Es gibt Phasen auf dem Wasser, in denen die Sonne scheint und die Wellen sanft das Boot umspülen. Zeit, um das Gesicht der Sonne entgegenzustrecken und durchzuatmen. Dann wieder gibt es stärkeren Wellengang. Sie müssen achtsam sein und die Strategien anwenden, die Sie über die Zeit gelernt haben, um das Boot im guten Fahrwasser zu halten. Nicht oft, aber besonders herausfordernd sind die Momente, in denen der Sturm peitscht. Wellen schlagen gegen das Boot, die Sicht ist nicht immer klar. Wenn Sie jetzt den Anker setzen, wird das Schiff von den Wellen zerrissen. Ein „einfach weiter so“ ist also nicht möglich. Was braucht es stattdessen, um ein Boot durch tosendes Wasser zu lenken? Was kann helfen, eine Partnerschaft durch eine Krise zu steuern?

Liebe zu geben und zu bekommen, wahrgenommen zu werden, sich austauschen zu können und den gegenseitigen Rückhalt zu spüren, sind einige der vielen Ressourcen, die eine Partnerschaft mitbringt. So stellt eine gesunde Paarbeziehung einen wichtigen Stabilisator für beide Seiten dar. Daneben profitieren aber auch die Kinder davon, wenn die elterliche Paarbeziehung von hoher Qualität ist und beispielsweise elterliche Konflikte konstruktiv ausgetragen werden (Goldberg & Carlson, 2014; McCoy et al., 2013). Zemp und Martensen (2020) betonen in ihrer Arbeit, dass die Partnerschaft der Eltern einen zentralen Dreh- und Angelpunkt für das familiäre Funktionieren darstellt. Umso wichtiger ist es, die Partnerschaft auch in einer Krise nicht aus den Augen zu verlieren. Lassen Sie uns gemeinsam herausfinden, wie eine chronische Erkrankung wie ME/CFS die Paarbeziehung verändert und wie Sie als Paar in dieser Situation aktiv Einfluss nehmen und das „Boot“ gemeinsam durch das „tosende Wasser“ lenken können. Verstehen Sie diese Perspektiven als Anregungen, die Partnerschaft so gut wie möglich im Blick zu behalten. Sich als Paar in einer so schwierigen Zeit Hilfe zu holen, sollte außerdem immer als Möglichkeit in Betracht gezogen werden.

5.2.1 Veränderungen im Paarsystem

Durch die ME/CFS-Erkrankung eines Elternteils verschieben sich auch die bisherigen Rollen im Paarsystem. So beschreiben z.B. Erkrankte selbst, dass sie sich durch die Erkrankung nun als „schwächeren" Teil erleben. War die Beziehung bislang auf Augenhöhe, habe sich hier etwas verschoben. Die erkrankte Person nimmt sich möglicherweise als weniger gebraucht wahr und es kann ein Ungleichgewicht aus Geben und Nehmen bestehen. Eine mögliche Pflege durch die gesunde Partnerin bzw. den gesunden Partner kann dieses Erleben verstärken.

Daneben beschreiben Angehörige, dass dem erkrankten Elternteil nun durch die Erkrankung mehr Aufmerksamkeit zuteilwird und die Bedürfnisse der gesunden Personen im Haushalt hinten angestellt werden müssen. Gefühle wie Neid und Frustration über die Erkrankung und die damit verbundenen Einschränkungen des erkrankten Elternteils, aber auch Schuldgefühle des gesunden Elternteils darüber, dass er am Leben teilnehmen kann, während die erkrankte Partnerin bzw. der erkrankte Partner dies gerade nicht kann, wabern im Hintergrund mit und können unausgesprochen zu einer Belastung der Beziehung führen.

Tiefere Gespräche mit der Partnerin bzw. dem Partner können in vielen Krankheitsstadien nicht mehr stattfinden, wenn der erkrankte Elternteil hierzu aktuell nicht in der Lage ist. Dies kann dazu führen, dass sich das Paar innerlich voneinander entfernt und der gesunde Elternteil eine Vertrauensperson für seine Anliegen verliert.

Auch auf körperlicher Ebene verändert sich die Paarbeziehung. So kann Intimität und Sexualität möglicherweise nicht mehr so ausgelebt werden wie bisher und die Bedürfnisse und Erwartungen nach Nähe und Verbundenheit bekommen gegebenenfalls eine (vorübergehend) unterschiedliche Gewichtung.

Bei all diesen möglichen Herausforderungen ist es wichtig, die Partnerschaft gut im Blick zu behalten, um Missverständnissen, die durch unausgesprochene Gefühle und Gedanken entstehen, vorzubeugen. Wenn man zu lange schweigt, ohne die eigenen Bedürfnisse mitzuteilen, brechen die Vorwürfe manchmal ungefiltert heraus und werden dann auf ungünstigem Wege mitgeteilt.

Reflexion

- Nehmen Sie bei sich unausgesprochene Gefühle und Gedanken wahr, die dringend angesprochen werden sollten?
- Können Sie mit Ihrer Partnerin bzw. Ihrem Partner über Ihre Wünsche und Bedürfnisse in irgendeinem Rahmen sprechen?

Um eine Partnerschaft durch das tosende Wasser „ME/CFS-Erkrankung" zu steuern, kann es hilfreich sein, ein paar Werkzeuge zu nutzen, die auch in entspannteren Zeiten ein Gewinn für jede Partnerschaft sind. Schon durch kleine Veränderungen lassen sich große Wirkungen erzielen. Die krankheitsbedingte Krise kann sogar eine Chance für die Weiterentwicklung der Paarbeziehung sein. Die veränderten Lebensumstände nötigen dazu, Antworten auf offene Fragen zu finden, die in entspannteren Lebensphasen möglicherweise nicht beleuchtet worden wären: Was schätzen wir aneinander? Wo können wir noch besser auf unsere Bedürfnisse achten? Wie können wir unsere Kommunikation stärken? Indem Sie die Schwierigkeiten akzeptieren und annehmen, können Sie sich auf die Suche nach Lösungswegen machen.

5.2.2 Kommunikation in der Paarbeziehung

Reflexion

- Wie haben Sie als Paar vor der Erkrankung kommuniziert?
- Können Sie hier auf hilfreiche Strategien zurückgreifen?
- Was hat Ihnen als Paar bisher geholfen, gut im Gespräch zu bleiben?

Ein erster Schritt kann sein, der Partnerin bzw. dem Partner *aktiv zuzuhören* (Rogers, 1991). „Aber ich höre doch zu", ist oft die erste Reaktion auf diese Anregung. Das stimmt ganz sicher, aber „aktives Zuhören" ist mehr. Es bedeutet, dass man bewusst darauf achtet, sein Gegenüber ausreden zu lassen, ihm unter anderem mit Blickkontakt und leichtem Kopfnicken das Gefühl zu geben, im Gespräch präsent zu sein, und neben dem gesprochenen Wort auch auf die Emotionen und Bedürfnisse zu achten, die das Gegenüber ausdrücken möchte. Oft sind wir schon so mit unserer Antwort beschäftigt, dass wir gar nicht mehr richtig hinhören und verstehen, was hinter den Worten unserer Partnerin bzw. unseres Partners steht. Gerade wenn Kommunikation nur eingeschränkt möglich ist, ist es besonders wichtig, in den wenigen Momenten genau hinzuhören und auch hinzufühlen. Manchmal hilft es, dass Gehörte und Wahrgenommene noch einmal in eigenen Worten zu formulieren, um sicher zu gehen, dass man das Gesagte richtig verstanden hat. Diese Strategie nennt man „spiegeln" (Röhner & Schütz, 2020).

Reflexion

- Gibt es Zeitfenster am Tag, in denen Sie einander bewusst zuhören können?
- Was nehmen Sie in solchen Momenten wahr?

Daneben kann es sehr hilfreich sein, in einem Gespräch darauf zu achten, *Vorwürfe in Wünsche* umzuformulieren (Prior, 2025). Aus einem „Du kommst nie zu mir ins Zimmer und sagst mir ‚Hallo', wenn du von der Arbeit kommst" könnte ein „Ich wünsche mir, dass du mich begrüßt, wenn du nach Hause kommst, da es schön ist, dich zu sehen" werden.

Vielleicht ist es Ihnen schon aufgefallen: Formulieren wir einen Vorwurf, verstecken sich oft Wörtchen wie „immer", „nie" oder „jedes Mal" in unserem Satz (z. B. „Immer muss ich mit den Kindern über die Hausaufgaben sprechen", „Nie machst du den Deckel der Zahnpasta-Tube zu"). Vorwürfe und Verallgemeinerungen bewirken, dass Ihr Gegenüber zumeist in die Verteidigung geht. Formulieren wir einen Wunsch, bleiben wir in der aktuellen Situation und vermeiden Verallgemeinerungen.

Neben diesen kleinen, aber wirkungsvollen Tricks kann es grundsätzlich helfen, den Blick nicht darauf zu lenken, was die andere Person falsch macht, sondern eher bei sich selbst zu bleiben und Wünsche und Anliegen aus dieser Perspektive zu formulieren (Rosenberg, 2016). Dies bedeutet, zunächst die eigene Wahrnehmung und das eigene Gefühl zu beschreiben, um dann einen Wunsch oder ein Bedürfnis zu formulieren (z. B. „Ich fühle mich traurig und erschöpft, weil sich momentan so viel um die Erkrankung dreht. Ich habe gemerkt, dass ich kleine Momente für mich brauche, um bei Kräften zu bleiben").

Eine weitere, sehr wirkungsvolle Methode ist es, sein Gegenüber weniger zu kritisieren und häufiger ein Wort des Dankes und eine Wertschätzung auszusprechen. So nutzt die Paartherapie die sogenannte „5 zu 1“-Regel, die der Familientherapeut John Gottmann aufgestellt hat (Gottmann, 2002; Hansen, 2017). Negative Interaktionen – z. B. Kritik, Desinteresse, negative Körpersprache – können in einer Beziehung vorkommen. Das ist dann nicht schlimm, wenn dem ausreichend positive Interaktionen entgegengesetzt werden. Dies sollte in einem Verhältnis von fünf positiven zu einer negativen Interaktion erfolgen (Hansen, 2017). Wenn die Partnerin bzw. der Partner an ME/CFS erkrankt, ist es wahrscheinlich, dass negative Interaktionen wegen des hohen Stresslevels und der Sorgen und Erschöpfung zunehmen. Schaffen Sie bewusst ein Gegengewicht. Sich für den anderen interessieren, Anteilnahme zeigen, die andere Person anlächeln, eine Berührung schenken oder auch Komplimente machen stellen einige Beispiele für mögliche positive Interaktionen dar.

Manchmal kann es hilfreich sein, sich zu einem gemeinsamen Gespräch zu „verabreden“. Beide haben die Möglichkeit, in diesem Gespräch darüber zu erzählen, wie es ihnen momentan geht, was sie aktuell belastet, was ihnen guttut und was sie sich im Miteinander wünschen. Achten Sie bei dieser Verabredung darauf, dass Sie einen zeitlichen Rahmen finden, der zur aktuellen Belastungsgrenze passt. Folgend ein beispielhafter Ablauf eines solchen Gesprächs.

Übung: „Wetterbericht“ (in Anlehnung an Hansen, 2017)

Verabreden Sie sich zu einem Paar-Gespräch. Wählen Sie eine Dauer, die zu der aktuellen Belastungsgrenze des erkrankten Elternteils passt. Dies können 5, 10 oder 20 Minuten sein; seien Sie hier sehr ehrlich mit sich und vermeiden Sie eine Überforderung. Auch hier gilt, weniger ist oft mehr. Und schwierige Themen können auch auf mehrere Gespräche verteilt in kleinen Dosen besprochen werden. Suchen Sie ein Zeitfenster, in dem die Kinder möglichst schlafen oder betreut sind und Sie nicht unterbrochen werden. Vielleicht schaffen Sie ein kleines gemeinsames Ritual, indem Sie eine Kerze anzünden oder sich einen leckeren Tee kochen.

Nutzen Sie in diesem Gespräch die in diesem Kapitel beschriebenen Tools, d. h. schauen Sie einander an, wenn Sie miteinander sprechen, und zeigen Sie einander, dass Sie interessiert sind an dem, was Ihr Gegenüber Ihnen mitteilen möchte. Halten Sie Körperkontakt, wenn sich das für Sie passend anfühlt. Sich einander anzuvertrauen und dabei körperliche Nähe zu spüren, steigert das Erleben von Wohlbefinden in der Partnerschaft (Hansen, 2017).

Bevor Sie das Gespräch beginnen, stellen Sie sich einen Wecker, um jedem eine der aktuellen Situation angepasste Redezeit zu ermöglichen. Vielleicht beginnen Sie mit einer Minute Redezeit, in der einer spricht und der andere zuhört, um dann in der nächsten Minute zu wechseln.

Phase 1: Wertschätzung

Beginnen Sie Ihr Gespräch damit, sich etwas Wertschätzendes zu sagen. Dies kann den Alltag betreffen (z.B. „Danke, dass du heute das Mittagessen gekocht hast") oder die Beziehung (z.B. „Es tut gut, dass du mich immer wieder zwischendurch in den Arm nimmst. Das ist so schön").

Phase 2: Das eigene Erleben teilen

Wenn jeder die Möglichkeit hatte, dem anderen etwas Wertschätzendes zu sagen, nutzen Sie die zweite „Runde" Redezeit dazu, sich etwas vom Tag zu erzählen. Die Teilnahme am Leben des anderen schafft Verbundenheit. Dies können alltägliche Ereignisse (z.B. „Jonas hat heute ein Tor beim Fußballspiel geschossen") oder Informationen über den Job sein. Auch Gefühle können hier benannt werden (z.B. „Ich war heute den ganzen Tag sehr traurig, da ich euch nicht zum Fußball begleiten konnte").

Vielleicht merken Sie, dass dieser Themenbereich viel Raum braucht. Dann ist es in Ordnung, diese „Runden" einfach zu wiederholen und einander die Möglichkeit zu geben, über die eigenen Gefühle, Gedanken und Sorgen rund um die Erkrankung, den Alltag, die Kinder und die Arbeit zu sprechen. Wichtig: Wechseln Sie sich mithilfe des Weckers ab und achten Sie auf Ihre Grenzen.

Phase 4: Herausforderungen und Wünsche besprechen

Sollten Sie gerne noch etwas tiefer ins Gespräch eintauchen wollen, können Sie die nächste „Runde" Redezeit dafür nutzen, etwas anzusprechen, dass Ihnen Kopfzerbrechen und Sorgen bereitet. Auch Bitten um Veränderung haben hier nun ihren Platz. Vielleicht hat Sie den ganzen Tag beschäftigt, dass Ihr Partner heute Morgen beim Verabschieden „kurz angebunden" war, und Sie wollen wissen, ob das etwas mit Ihrer Beziehung zu tun hat (z.B. „Ich habe unseren Kuss heute Morgen als sehr hastig und mit weniger Tiefe wahrgenommen. Hatte dies etwas mit mir zu tun?"). Oder Ihnen ist zum wiederholten Male aufgefallen, dass Ihre Partnerin die Schuhe mitten im Weg ausgezogen hat und Sie mit dem Rollator fast darüber gefallen wären (z. B. „Heute Morgen habe ich mich sehr erschrocken, weil ich fast über deine Schuhe gefallen wäre. Bitte räume sie doch zukünftig ins Schuhregal").

Achten Sie darauf, Ihre Anliegen wertschätzend und möglichst konkret zu beschreiben, und formulieren Sie Wünsche und Bitten statt Vorwürfe. Dies braucht ein bisschen Übung. Seien Sie nicht zu kritisch mit sich selbst und miteinander und nutzen Sie die Regelmäßigkeit dieser Gespräche als Übungsfeld.

Phase 5: Wünsche und Träume mitteilen

Wenn Sie noch die Kraft für eine letzte Runde haben, schauen Sie nun auf das, was Sie sich wünschen, erhoffen und wovon Sie in Ihrer Familie oder Beziehung träumen. Dies können größere Träume sein (z. B. „Ich freue mich auf den Moment, wenn wir wieder zusammen in den Urlaub fahren können") oder auch Wünsche, die kleiner und erfüllbarer sind (z. B. „Ich hoffe, dass die Sonne morgen scheint und wir eine kleine Runde spazieren können. Diese Momente geben mir viel Kraft").

Phase 6: Einen Abschluss finden

Schließen Sie das gemeinsame Gespräch ebenfalls mit einem kleinen Ritual ab. Dies kann eine zärtliche Umarmung sein oder auch eine gemeinsame „aktive Erholung" in Form einer Entspannungsübung.

Sollte ein so intensives Gespräch aktuell (noch) nicht möglich sein, nutzen Sie die Zeitfenster, die möglich sind, um kleinere, aktuelle Themen anzusprechen, und nehmen Sie sich in diesen Momenten bewusst Zeit für positives Miteinander und wertschätzende Worte.

Eine Erkrankung wie ME/CFS fordert Betroffene und ihre Angehörigen oft dazu heraus, kreative Möglichkeiten zu finden, miteinander im Kontakt zu bleiben. Sollten längere Gespräche nicht möglich sein, da z. B. die Aufmerksamkeitsspanne des erkrankten Elternteils aktuell sehr gering ist, versuchen Sie auf Strategien zurückzugreifen, die Ihnen die Möglichkeit geben, dennoch miteinander in Verbindung zu treten. Dies können kleine schriftliche Botschaften sein oder aber auch Sprachnachrichten übers Handy. Diese Aufnahmen sind deshalb hilfreich, da sie zu einem Zeitpunkt aufgenommen werden können, in dem es der erkrankten Person womöglich gerade etwas besser geht. Und Sprachnachrichten können auch in mehreren Etappen mit Rücksicht auf die individuelle Belastungsgrenze abgehört werden. Vielleicht wollen Sie auch einen Brief an die Partnerin bzw. den Partner schreiben. Diesen können Sie entweder für sich behalten, um Ihre Gedanken zu sortieren und eigenen Gefühlen einen Raum zu geben. Sie können ihn aber auch vorlesen und mit der Partnerin bzw. dem Partner teilen.

Je nach dem Schweregrad der Erkrankung kann es sein, dass die Möglichkeit, miteinander in Kontakt zu treten, nur sehr eingeschränkt oder gar nicht möglich ist. Dies kann den gesunden Elternteil wie auch die erkrankte Person sehr traurig machen. Versuchen Sie, einen Raum zu finden, diese Trauer zuzulassen. Sich in den Arm zu nehmen, gemeinsam zu weinen oder einander an den Händen zu halten, kann Verbindung schaffen, wenn dies über Kommunikation gerade nicht möglich ist.

Manchmal kann es hilfreich sein, Durststrecken zu überstehen, indem man sich auf eine gedankliche Reise an einen früheren Zeitpunkt der Partnerschaft begibt. Lassen Sie Bilder von gemeinsam erlebten Momenten auftauchen, schöpfen Sie Kraft aus Erinnerungen an Zeiten, in denen es Ihnen gemeinsam gut ging. Es kann sein, dass diese Erinnerungen auch eine gewisse Wehmut bringen. Schauen Sie hier, was Ihnen guttut und ihnen in dieser schweren Zeit Kraft gibt.

5.2.3 Positive gemeinsame Zeit

Die ME/CFS-Erkrankung der Partnerin bzw. des Partners bringt häufig mit sich, dass bisherige gemeinsame Interessen und Hobbys wegfallen. Aktivitäten und Themen, mit denen sich das Paar bisher identifiziert hat, brechen nun vielleicht erstmal weg. Auch hier erscheint es wichtig, diesen Verlust zunächst anzuerkennen und auszusprechen. Je nach dem Schweregrad der Erkrankung gibt es vielleicht *neue Möglichkeiten, Paar-Zeit zu erleben*. Sei es der gemeinsame Film am Abend, zusammen zu baden oder anderweitig zu entspannen, miteinander zu kuscheln, ein gemeinsames Hörbuch zu hören oder, wenn dies schon möglich ist, eine gemeinsame Mahlzeit einzunehmen oder einen kleinen Spaziergang zu machen. Auch eine liebevoll geschriebene Nachricht oder eine kleine Aufmerksamkeit kann Nähe schaffen.

Reflexion

- Wie sieht qualitative Paar-Zeit bei Ihnen aktuell aus?
- Welche Rituale aus der Vergangenheit können Sie jetzt so verändern, dass Sie sie gemeinsam genießen können?
- Wo sind Sie sich trotz der Erkrankung als Paar nah?

5.2.4 Nähe erleben

Wie kann man sich als Paar nah sein, auch wenn die Partnerin bzw. der Partner körperlich zu schwach ist, um gemeinsame Sexualität zu leben? Wie definiert sich gemeinsam erlebte Sexualität und was brauchen beide Seiten, um hier einen Einklang zu finden und sich emotional und körperlich nah sein zu können? Betroffene Angehörige berichten, dass es ihnen zunächst sehr schwergefallen sei, dieses Thema anzusprechen. So viele andere Herausforderungen hätten im Alltag Vorrang gehabt und die alltäglichen Belastungen und Sorgen seien so groß gewesen, dass an Zweisamkeit und Paar-Zeit zunächst kaum zu denken gewesen sei. Die Paar-Beziehung habe zunächst stillgestanden, als hätte man auf eine „Pause-Taste" gedrückt. Eine chronische Erkrankung wie ME/CFS dauert aber lange und hat meist viele unterschiedliche Phasen. Mit gewonnener Anpassung an die neue Situation und dem Zugewinn neuer Routinen kann sich auch beim Thema Sexualität ein *offenes Gespräch* als hilfreich erweisen.

Gemeinsam gelebte Sexualität kann sehr facettenreich sein und es lohnt sich, darüber zu sprechen, wer was braucht und was für beide möglich ist. Mit der Erkrankung ändern sich die Bedürfnisse ebenso wie die Wahrnehmung des eigenen Körpers und die Möglichkeiten, körperliche Nähe zu erleben. Zärtlichkeit und Zuneigung kann auf ganz unterschiedliche Weise gezeigt werden und auch körperliche Nähe hat viele Nuancen. Vielleicht können Sie sich hier bewusst Zeit füreinander nehmen und einen achtsamen Weg finden, miteinander intim zu werden. Sich im Arm zu halten, bewusst in die Berührung des anderen hineinzuspüren, langsame, zärtliche Liebkosungen auszutauschen, sind Zugänge zu einer Sexualität, die den Fokus darauf legt, die Nähe des anderen intensiv zu erleben. Hierbei ist es wichtig, in den Moment zu spüren und wahrzunehmen, was der Partnerin bzw. dem Partner und einem selbst guttut und die Grenzen der anderen Person immer zu wahren.

6 Netzwerke nutzen

Zusammengefasst

Wenn möglich, nutzen Sie regelmäßig oder für PEM-Phasen Hilfe von Ihrer Familie und Ihrem Freundeskreis. Wenn Unterstützung aus dem privaten Umfeld nicht ausreicht, können Sie professionelle Hilfen in Anspruch nehmen. Für Familien mit einem Säugling oder Kleinkind stehen im Rahmen der „Frühen Hilfen" Unterstützungsmöglichkeiten zur Verfügung. Die Ergänzende Unabhängige Teilhabeberatung (EUTB) berät Sie bei der Auswahl und Beantragung weiterer geeigneter Hilfen. Eine Elternassistenz kümmert sich mit um die alltägliche Versorgung der Kinder. Pflegeleistungen können Entlastung im Alltag schaffen durch Pflegehilfsmittel oder Hilfen im Haushalt. Familienberatungsstellen helfen Ihnen bei unterschiedlichsten Problemlagen, wieder einen entspannteren Familienalltag zu finden.

„Um ein Kind großzuziehen, braucht es ein ganzes Dorf." Dieses nigerianische Sprichwort beschreibt gut, wie wichtig es für Familien und für die Kinder sein kann, ein gutes Netzwerk um sich herum zu haben: Familie, Freundeskreis, Lehrkräfte oder Erziehende, die gemeinsam mit den Eltern da sind, um den Kindern verlässliche Bezugspersonen zu sein und sie auf dem Weg ihrer Kindheit zu begleiten. So wie dieses Sprichwort gültig ist für alle Familien, so sehr bekommt es Bedeutung, wenn ein Elternteil an ME/CFS erkrankt ist.

6.1 Hilfe von Familie und Freunden

Angehörige, Freundinnen und Freunde oder Personen aus der Nachbarschaft können in schwierigen Zeiten der Erkrankung alltägliche Aufgaben mit übernehmen und für Entlastung sorgen. Um planen zu können und sich mit ruhigem Gefühl auf andere Personen verlassen zu können, vereinbart man am besten feste Zeiten, in denen der- oder diejenige entlastet. Unterstützung können manchmal die Großeltern leisten, die das Kind jede Woche zum Hobby fahren oder auf den Spielplatz begleiten, oder es ist ein Elternteil eines Freundes, der die Kinder nach der Schule zur Spielverabredung mitnimmt. Je nach Kontakt kann auch die Nachbarschaft helfen, Kinder in Empfang zu nehmen oder als Ansprechperson da zu sein.

Daneben kann es hilfreich sein, besonders wenn die Erkrankung zu Bettlägerigkeit führt, dass jemand im Familienalltag zu Hause mithilft, sei es bei der Begleitung der Hausaufgaben oder bei der Haushaltsführung. Auch hier kann eine geplante, regelmäßige Hilfe zur Entlastung beitragen. Unterstützung im Haushalt kann Ihnen dabei helfen, weniger „Löffel" für diese Aufgaben zu verbrauchen, sodass Sie am Nachmittag mehr „Löffel" für Ihre Kinder übrighaben (vgl. Kasten „Die Löffel-Theorie", Seite 57).

Des Weiteren kann es hilfreich sein, im Hintergrund Personen zu wissen, die man kontaktieren kann, wenn es zu einer Phase mit mehr Symptomen kommt und man sofort die möglichst volle Unterstützung benötigt. Hierfür kann ein „Notfallplan" helfen. Erstellen Sie eine Liste, auf der Sie Telefonnummern notieren, die Sie bei Bedarf anrufen können. Teilen Sie diesen Helfenden möglichst schon im Vorhinein wichtige Informationen wie Adresse der Schule bzw. des Kindergartens, Namen und Kontaktdaten der Trainerin, des Mitschülers etc. mit.

Reflexion

- Welche Personen unterstützen Sie schon im Familienalltag? Welche Personen können Sie noch mit einbeziehen?
- Wen können Sie anrufen, wenn es Ihnen schlechter geht oder Sie Entlastung brauchen, um Überlastung zu verhindern?
- Wo bekommen Sie zeitnah Unterstützung, wenn unvorhergesehene Situationen (Arztbesuch, Kita-Schließung etc.) hinzukommen?
- Ist die Liste der Personen, die Ihr Kind in der Kita oder Schule abholen dürfen, aktuell?

Die Einbindung von Netzwerken kann vor unterschiedliche Herausforderungen stellen. Zum einen gilt die ganz praktische Frage, wer da ist, um zu helfen. Manchmal wohnen die Großeltern zu weit weg und der andere Elternteil oder Personen aus dem Bekannten- und Freundeskreis arbeiten tagsüber. Hier braucht es externe Unterstützung, auf die wir in Kapitel 6.2 eingehen wollen.

Manchmal steht aber auch der eigene Stolz oder der „innere Kritiker" im Weg. Viele Betroffene waren vor ihrer Erkrankung sehr selbstständig, haben ihren Alltag in Form von Beruf, Haushalt und Kinderbetreuung allein (oder mit der Partnerin bzw. dem Partner zusammen) gestemmt und waren auf keine Hilfe von außen angewiesen. Mehr noch: Häufig waren sie es, die da waren, wenn Hilfe benötigt wurde. Viele Betroffene berichten, dass es ihnen sehr schwerfällt, Hilfe von außen anzunehmen, da dies für sie mit dem Gefühl verbunden sei, „versagt zu haben" oder „anderen zur Last zu fallen".

Reflexion

- Vielleicht kennen Sie diesen inneren Kritiker, der es Ihnen schwer macht, Hilfe anzunehmen. Was flüstert er Ihnen zu?
- Was würden Sie ihm gerne antworten? Welche Argumente könnten ihn dazu bringen, Unterstützung durch andere Menschen etwas sinnvoller zu finden?

Auch hier können Sie sich wieder fragen: Was würden Sie Ihrer Freundin oder Ihrem Freund in dieser Situation raten? Wie würden Sie reagieren, wenn dieser Mensch Hilfe bräuchte? Bedenken Sie dabei immer: Für Ihre Mitmenschen kann es ein angenehmes Gefühl sein, um Hilfe gebeten zu werden, denn dann fühlen sich diese Menschen auch gebraucht und erfolgreich. Grundsätzlich wollen die meisten Menschen anderen helfen und wichtig für die Gemeinschaft sein. Damit das für alle Seiten funktioniert, sprechen Sie transparent über Ihre Bedürfnisse und besonders auch über die jeweiligen Grenzen. Menschen, die Ihnen helfen möchten, brauchen von Ihnen Hinweise, welche Form der Hilfe Sie wann brauchen. Gleichzeitig dürfen Menschen in Ihrem Hilfs-Netzwerk auch Grenzen setzen und absagen, wenn sie selbst gerade nicht genug Kapazitäten für Hilfe haben. Umgekehrt dürfen auch Sie Grenzen setzen, wenn die Hilfsangebote nicht zu einer Entlastung führen oder Sie Aufgaben wieder eigenständiger übernehmen möchten.

6.2 Professionelle Hilfen

Neben der Unterstützung durch den Bekannten- und Freundeskreis und die Familie kann es als ME/CFS-erkrankter Elternteil hilfreich sein, auch professionelle Hilfe anzunehmen. Gerade wenn Sie an Ihrem Wohnort kein großes Netzwerk haben, lohnt es sich, diesen Weg zu gehen, um häufiger unterhalb der eigenen Belastungsgrenze bleiben zu können. Der bürokratische Dschungel scheint zunächst oft groß und unüberwindbar. Wir stellen Ihnen deshalb ein paar Anlaufstellen vor, damit Sie die passende Unterstützung für sich und Ihre Familie finden.

Frühe Hilfen

Wenn Ihre Kinder noch sehr klein sind (ein bis drei Jahre), haben Sie die Möglichkeit, sich kostenlos Unterstützung über das Netzwerk der sogenannten „Frühen Hilfen" zu holen. Angebote der „Frühen Hilfen" kommen aus ganz unterschiedlichen Hilfesystemen. Hier arbeiten Fachkräfte aus dem Gesundheitswesen, der Kinder- und Jugendhilfe, der Frühförderung und weiteren Institutionen zusammen, um Familien vor allem in belasteten Lebenslagen zu unterstützen (Nationales Zentrum Frühe Hilfen, 2025a). Familienhebammen besuchen die jungen Familien über einen längeren Zeitraum, um bei der Versorgung der Säuglinge bzw. Kleinkinder zu unterstützen und als Ansprechperson bei Fragen und Sorgen zur Verfügung zu stehen. Kinderarztpraxen, Familienberatungsstellen oder auch die Jugendämter vor Ort können den Kontakt für Sie bei Interesse herstellen. Alternativ findet sich über die Internetseite des „Nationalen Zentrums Frühe Hilfen" eine Suchfunktion, die Sie zu Ihrer Ansprechperson vor Ort leitet (Nationales Zentrum Frühe Hilfen, 2025b).

EUTB (Ergänzende Unabhängige Teilhabeberatung)

Die EUTB (Ergänzende Unabhängige Teilhabeberatung) richtet sich an Menschen mit Behinderung und ihre Angehörigen. Sie wurde 2018 bei der Reform des Sozialgesetzbuchs IX und der Schaffung des Bundesteilhabegesetzes gegründet, um Menschen mit (drohender) Behinderung zu beraten und zu unterstützen. Die Beraterinnen und Berater in den EUTB haben viel Erfahrung mit Behinderungen und können dabei helfen, die für Sie passende Hilfe auszuwählen und den richtigen Antrag dafür zu stellen. EUTB-Beratungsstellen finden sich in jeder größeren Stadt oder jedem Kreis und beraten kostenlos. Neben einem persönlichen Termin finden Sie auch telefonisch oder digital Hilfe.

Elternassistenz

Durch das Bundesteilhabegesetz wurde der Weg, Hilfe zu bekommen, für Menschen mit Behinderungen und chronischen Erkrankungen vereinfacht. Eine der Hilfen, die man über den Paragraf 78 im Sozialgesetzbuch IX beantragen kann, ist die Elternassistenz. Der Begriff „Elternassistenz" ist abgeleitet vom Begriff „Persönliche Assistenz": Assistentinnen und Assistenten helfen Menschen mit Behinderung und chronischen Erkrankungen zu Hause, bei der Arbeit oder in der Freizeit. Im Rahmen der Elternassistenz werden Eltern bei der alltäglichen Versorgung der Kinder unterstützt. Dies kann die Hilfe bei der Säuglingspflege sein, beim Essenkochen oder eine Kinder-Betreuung, wenn die Eltern gerade nicht können.

Die Erziehung obliegt dabei weiterhin den Eltern (Familienratgeber, 2024). Beantragen können Sie diese Hilfe bei Ihrem Rehabilitationsträger. Wenn Sie nicht sicher sind, wer für Sie zuständig ist, besteht die Möglichkeit, sich bei den EUTB Beratungsstellen Unterstützung zu holen. Alternativ können Sie diesen Antrag auch bei Ihrer Krankenkasse oder dem Rentenversicherungsträger stellen. Sind sie nicht zuständig, haben sie die Aufgabe, den Antrag an die zuständige Stelle weiterzuleiten (vgl. § 14 SGB IX).

Pflegeleistungen

Eine weitere Hilfe, die Sie unabhängig von einer Elternschaft beantragen können, sind die Pflegeleistungen. Zu diesen gehören unter anderem das Pflegegeld, Pflegesachleistungen, Entlastungsbeträge und Pflegehilfsmittel. So bekommen Pflegebedürftige schon ab Pflegegrad 1 einen Entlastungsbetrag, den sie unter anderem für Hilfen bei der Haushaltsführung einsetzen können (BMG, 2024b). Anspruch auf Pflegeleistungen haben Menschen mit einem anerkannten Pflegegrad.

Um einen Pflegegrad zu beantragen, stellen Sie schriftlich oder telefonisch einen formlosen Antrag bei Ihrer Pflegekasse, die an Ihre Krankenkasse angegliedert ist. Die Pflegekasse beauftragt dann zeitnah den medizinischen Dienst oder eine unabhängige Gutachterin bzw. einen unabhängigen Gutachter. Diese Person wird einen Termin mit Ihnen ausmachen und die Begutachtung zur Feststellung der Pflegebedürftigkeit durchführen (BMG, 2024b).

Es kann hilfreich sein, sich vor einem solchen Gutachtertermin beraten zu lassen, denn häufig ist Erkrankten und ihren Familien gar nicht bewusst, welche Herausforderungen sie im Alltag meistern, die eigentlich eine pflegerische Unterstützung erfordern. Beratungsstellen wie die EUTB bereiten Sie auf diese Gespräche vor oder begleiten den Termin sogar.

Familienberatungsstellen

Familienberatungsstellen stehen Familien bei unterschiedlichsten Fragestellungen und Problemlagen zur Seite. Man findet sie in jeder größeren Stadt und sie sind zumeist über unterschiedliche Träger (Caritas, Diakonie etc.) finanziert. Die Beraterinnen und Berater sind zumeist psychologisch oder sozialpädagogisch geschult mit verschiedenen Weiterbildungen. Familienberatungsstellen arbeiten kostenlos, vertraulich und der Weg dorthin ist immer freiwillig. Familienberatungsstellen sind vertraut mit den Herausforderungen, die eine chronische Erkrankung wie ME/CFS mit sich bringen kann. Die Beraterinnen und Berater sind ausgebildet, Familien in Gesprächen dabei zu unterstützen, wie sie in ihrer individuellen Situation für alle Familienmitglieder gute Strategien und Lösungen im Umgang mit der Erkrankung finden können. Wenn Sie Herausforderungen in der Erziehung Ihres Kindes oder Schwierigkeiten bei der Aufgabenverteilung im Familienalltag haben oder weitere Hilfen suchen, kontaktieren Sie eine Familienberatungsstelle in Ihrer Umgebung und vereinbaren Sie einen Termin. Häufig können die Termine auch telefonisch oder digital stattfinden.

Literatur

Ardestani, S.K., Karkhaneh, M., Stein, E., Punja, S., Junqueira, D.R., Kuzmyn, T. et al. (2021). Systematic review of mind-body interventions to treat myalgic encephalomyelitis/chronic fatigue syndrome. *Medicina, 57*(7), 652. https://doi.org/10.3390/medicina57070652

Austenfeld, J.L. & Stanton, A.L. (2004). Coping through emotional approach: A new look at emotion, coping and health-related outcomes. *Journal of Personality, 72*(6), 1335–1364. https://doi.org/10.1111/j.1467-6494.2004.00299.x

Bailey, E.T. (2014). *Das Geräusch einer Schnecke beim Essen*. München: Piper Verlag.

Bakken, I.J., Tveito, K., Gunnes, N., Ghaderi, S., Stoltenberg, C., Trogstad, L. et al. (2014). Two age peaks in the incidence of chronic fatigue syndrome/myalgic encephalomyelitis: A population-based registry study from Norway 2008–2012. *BMC Medicine, 12*(1), 167. https://doi.org/10.1186/PREACCEPT-1843684980131041

Bastos, V.C., Greene, K.A., Tabachnikova, A., Bhattacharjee, B., Sjögren, P., Bertilson, B. et al. (2025). Cerebrospinal fluid immune phenotyping reveals distinct immunotypes of myalgic encephalomyelitis/chronic fatigue syndrome. *The Journal of Immunology, 214*(7), 1539–1551. https://doi.org/10.1093/jimmun/vkaf087

Bateman Horne Center. (2022). *ME/CFS crash survival guide – The art of living with ME/CFS.* Verfügbar unter: https://batemanhornecenter.org/education/mecfs-guidebook/

Bornstein, S.R., Voit-Bak, K., Donate, T., Rodionov, R.N., Gainetdinov, R.R., Tselmin, S. et al. (2022). Chronic post-COVID-19 syndrome and chronic fatigue syndrome: Is there a role for extracorporeal apheresis? *Molecular Psychiatrie, 27*(1), 34–37. https://doi.org/10.1038/s41380-021-01148-4

Bundesministerium für Gesundheit (BMG). (2024a). *Long COVID-Arzneimittel: Maßnahmen zur Verbesserung der Versorgung von Long COVID-Erkrankten. Eine Ausarbeitung der Expertengruppe Long COVID Off-Label-Use im Auftrag des Bundesministeriums für Gesundheit (BMG).* Verfügbar unter: https://www.bfarm.de/DE/Arzneimittel/Zulassung/Zulassungsrelevante-Themen/Expertengruppe-Long-COVID-Off-Label-Use/_artikel.html

Bundesministerium für Gesundheit (BMG). (2024b). *Ratgeber Pflege.* Verfügbar unter: https://www.bundcsgesundheitsministerium.de/fileadmin/Dateien/5_Publikationen/Pflege/Broschueren/BMG_Ratgeber_Pflege.pdf

Cairns, R. & Hotopf, M. (2005). A systematic review describing the prognosis of chronic fatigue syndrom. *Occupational Medicine, 55,* 20–31. https://doi.org/10.1093/occmed/kqi013

Castro-Marrero, J., Faro, M., Zaragozá, M.C., Aliste, L., de Sevilla, T.F. & Alegre, J. (2019). Unemployment and work disability in individuals with chronic fatigue syndrome/myalgic encephalomyelitis: A community-based cross-sectional study from Spain. *BMC Public Health, 19,* 840. https://doi.org/10.1186/s12889-019-7225-z

Chapman, G. (2004). *Die fünf Sprachen der Liebe für Kinder: Wie Kinder Liebe ausdrücken und empfangen.* Marburg an der Lahn: Francke.

Chu, L., Valencia, I. J., Garvert, D. W. & Montoya, J. G. (2019). Onset patterns and course of myalgic encephalomyelitis/chronic fatigue syndrome. *Frontiers in Pediatrics, 7,* 12. https://doi.org/10.3389/fped.2019.00012

Clayton, E. W. (2015). Beyond myalgic encephalomyelitis/chronic fatigue syndrome: An IOM report on redefining an illness. *JAMA, 313*(11), 1101–1102. https://doi.org/10.1001/jama.2015.1346

Collin, S. M., Crawley, E., May, M. T., Sterne, J. A. C. & Hollingworth, W. (2011). The impact of CFS/ME on employment and productivity in the UK: A cross-sectional study based on the CFS/ME national outcomes database. *BMC Health Services Research, 11,* 217. https://doi.org/10.1186/1472-6963-11-217

Cook, D. B., Light, A. R., Light, K. C., Broderick, G., Shields, M. R., Dougherty, R. J. et al. (2017). Neural consequences of post-exertion malaise in myalgic encephalomyelitis/chronic fatigue syndrome. *Brain, Behavior and Immunity, 62,* 87–99. https://doi.org/10.1016/j.bbi.2017.02.009

Couzin-Frankel, J. & Vogel, G. (2022). In rare cases, coronavirus vaccines may cause long covid-like symptoms. *Science, 375*(6579), 364–366. https://doi.org/10.1126/science.ada0536

Das, S. (2025). The Spoon Theory: A Journey into the World of Chronic Illness. In S. Sati (Ed.), *Literary and Cultural Disability Studies: A Primer.* Mumbai: World view Publications.

Davis, D. E., Choe, E., Meyers, J., Wade, N., Varias, K. Gifford, A. et al. (2016). Thankful for the little things: A meta-analysis of gratitude interventions. *Journal of Counseling Psychology, 63,* 20–31. https://doi.org/10.1037/cou0000107

Davis, H. E., McCorkell, L., Vogel, J. M. & Topol, E. J. (2023). Long COVID: major findings, mechanisms and recommendations. *Nature Reviews Microbiology, 21,* 133–146. https://doi.org/10.1038/s41579-022-00846-2

de Ridder, D., Geenen, R., Kuijer, R. & van Middendorp, H. (2008). Psychological adjustment to chronic disease. *The Lancet, 372*(9634), 246–255. https://doi.org/10.1016/S0140-6736(08)61078-8

Deutsche Gesellschaft für Allgemeinmedizin und Familienmedizin (DEGAM). (2022). *Müdigkeit – S3-Leitlinie.* Verfügbar unter: http://www.degam.de/files/Inhalte/Leitlinien-Inhalte/Dokumente/DEGAM-S3-Leitlinien/053-002_Leitlinie%20Muedigkeit/oeffentlich/Aktualisierung%20Dezember%202022%20-%20Dokumente%20Homepage/Langfassung%20Leitlinie%20Muedigkeit.pdf

Deutsche Gesellschaft für ME/CFS e. V. (DG ME/CFS). (2022). *Pacing als Strategie zum Krankheitsmanagement bei ME/CFS (Myalgische Enzephalomyelitis/*

Chronisches Fatigue-Syndrom). Verfügbar unter: https://www.mecfs.de/wp-content/uploads/2022/04/DGMECFS_Pacing_A4.pdf

Deutsche Gesellschaft für ME/CFS e.V. (DG ME/CFS). (2024). *Was ist ME/CFS?* Verfügbar unter: https://www.mecfs.de/was-ist-me-cfs

Dinos, S., Khoshaba, B., Ashby, D., White, P.D., Nazroo, J., Wessely, S. et al. (2009). A systematic review of chronic fatigue, its syndromes and ethnicity: Prevalence, severity, co-morbidity and coping. *International Journal of Epidemiology, 38,* 1554–1570. https://doi.org/10.1093/ije/dyp147

Dreikurs, R. & Soltz, V. (2024). *Kinder fordern uns heraus* (5. Aufl.). Stuttgart: Klett-Cotta.

Edwards, J.C.W., McGrath, S., Baldwin, A., Livingstone, M. & Kewley, A. (2016). The biological challenge of myalgic encephalomyelitis/chronic fatigue syndrome: A solvable problem. *Fatigue: Biomedicine, Health & Behavior, 4*(2), 63–69. https://doi.org/10.1080/21641846.2016.1160598

Familienratgeber. (2024). *Eltern-Assistenz.* Verfügbar unter: https://www.familienratgeber.de/lebensbereiche/familie-partnerschaft/eltern-assistenz

Fasy.nation – Hilfe bei ME/CFS und Long Covid. (2023). *Podcastfolge # 90: Prof. Dr. Dr. Simon über Belastung und Training bei ME/CFS und LongCovid – viele praktische Tipps.* Verfügbar unter: https://fasynation.letscast.fm/episode/prof-dr-dr-simon-ueber-belastung-und-training-bei-me-cfs-und-longcovid-viele-praktische-tipps-90

Fluge, O., Mella, O., Bruland, O., Risa, K., Dyrstad, S.E., Alme, K. et al. (2016). Metabolic profiling indicates impaired pyruvate dehydrogenase function in myalgic encephalopathy/chronic fatigue syndrome. *JCI Insight, 1*(21), e89376. https://doi.org/10.1172/jci.insight.89376

Friese, K. & Botz, D. (2024). Körperorientierte Emotionsregulation. In F. Niehues & G. Benaguid (Hrsg.), *Impacttechniken. Kompetenz!Box Therapie und Beratung.* Paderborn: Junfermann.

Froehlich, L., Hattesohl, D.B.R., Jason, L.A., Scheibenbogen, C., Behrends, U. & Thoma, M. (2021). Medical care situation of people with myalgic encephalomyelitis/chronic fatigue syndrome in Germany. *Medicina, 57*(7), 646. https://doi.org/10.3390/medicina57070646

Gerwyn, M. & Maes, M. (2017). Mechanisms explaining muscle fatigue and muscle pain in patients with myalgic encephalomyelitis/chronic fatigue syndrome (ME/CFS): A review of recent findings. *Current Rheumatology Report, 19*(1), 1. https://doi.org/10.1007/s11926-017-0628-x

Gießelmann, K. & Martin, M. (2022). Post-Vac-Syndrom: Seltene Folgen nach Impfung. *Deutsches Ärzteblatt, 119*(19), 862–867.

Global Burden of Disease Long COVID Collaborators. (2022). Estimated global proportions of individuals with persistent fatigue, cognitive, and respiratory symptom clusters following symptomatic COVID-19 in 2020 and 2021. *Journal of the American Medical Association, 328*(16), 1604–1615. https://doi.org/10.1001/jama.2022.18931

Goldberg, J.S. & Carlson, M.J. (2014). Parents' relationship quality and children's behavior in stable married and cohabiting families. *Journal of Marriage and Family, 76,* 762–777. https://doi.org/10.1111/jomf.12120

Gottmann, J. M. (2002). *Die sieben Geheimnisse der glücklichen Ehe.* Berlin: Ullstein.

Grach, S.L., Seltzer, J., Chon, T.Y. & Ganesh, R. (2023). Diagnosis and management of myalgic encephalomyelitis/chronic fatigue syndrome. *Mayo Clinic Proceedings, 98*(10), 1544–1551. https://doi.org/10.1016/j.mayocp.2023.07.032

Graham, C.D., Rose, M.R., Hankins, M., Chalder, T. & Weinman, J. (2013). Separating emotions from consequences in muscle disease: Comparing beneficial and unhelpful illness schemata to inform intervention development. *Journal of Psychosomatic Research, 74*(4), 320–326. https://doi.org/10.1016/j.jpsychores.2012.09.012

Grande, T., Grande, B., Gerner, P., Hammer, S., Stingl, M., Vink, M. et al. (2023). The role of psychotherapy in the care of patients with myalgic encephalomyelitis/chronic fatigue syndrome. *Medicina, 59*(4), 719. https://doi.org/10.3390/medicina59040719

Grawe, K. (1998). *Psychologische Therapie.* Göttingen: Hogrefe.

Hansen, H. (2017). *A bis Z der Interventionen in der Paar- und Familientherapie. Ein Praxishandbuch* (2. Aufl.). Stuttgart: Klett-Cotta.

Hasan, Z., Kuyvenhoven, C., Chowdhury, M., Amoudi, L., Zeraatkar, D., Busse, J.W. et al. (2023). Patient perspectives of recovery from myalgic encephalomyelitis/chronic fatigue syndrome: An interpretive description study. *Journal of Evaluation in Clinical Practice, 30,* 234–242. https://doi.org/10.1111/jep.13938

Haunhorst, S., Dudziak, D., Scheibenbogen, C., Seifert, M., Sotzny, F., Finke, C. et al. (2024). Towards an understanding of physical activity-induced post-exertional malaise: Insights into microvascular alterations and immunometabolic interactions in post-COVID condition and myalgic encephalomyelitis/chronic fatigue syndrome. *Infection, 53,* 1–13. https://doi.org/10.1007/s15010-024-02386-8

Hautzinger, M. (2021). *Kognitive Verhaltenstherapie bei Depression* (8. Aufl.). Weinheim: Beltz.

Hayes, S.C., Luoma, J. & Walser, R.D. (2008). *ACT-Training. Handbuch der Acceptance & Commitment Therapie.* Paderborn: Junfermann.

Hickie, I., Lloyd, A., Wakefield, D. & Parker, G. (1990). The Psychiatric Status of Patients with the Chronic Fatigue Syndrome. *British Journal of Psychiatry, 156,* 534-540.

Hodges, L.D., Nielsen, T. & Baken, D. (2018). Physiological measures in participants with chronic fatigue syndrome, multiple sclerosis and healthy controls following repeated exercise: A pilot study. *Clinical Physiology and Functional Imaging, 38*(4), 639–644. https://doi.org/10.1111/cpf.12460

Hoffmann, K., Hainzl, A., Stingl, S., Kurz, K., Biesenbach, B., Bammer, C. et al. (2024). Interdisziplinäres, kollaboratives D-A-CH Konsensus Statement zur Diagnostik und Behandlung von Myalgischer Enzephalomyelitis/Chronischem

Fatigue-Syndrom. *Wiener klinische Wochenschrift, 136*(5), 103–123. https://doi.org/10.1007/s00508-024-02372-y

Institute of Medicine. (2015). *Beyond myalgic encephalomyelitis/chronic fatigue syndrome: Redefining an illness.* Washington, DC: National Academies Press. https://doi.org/10.17226/19012

Jacobson, E. (2011). *Entspannung als Therapie. Progressive Relaxation in Theorie und Praxis* (7. Aufl.). Stuttgart: Klett-Cotta.

Jacobson, E. (2021). *Entspannung als Therapie. Progressive Relaxation in Theorie und Praxis* (10. Aufl.). Stuttgart: Klett-Cotta.

Jäkel, B., Kedor, C., Grabowski, P., Wittke, K., Thiel, S., Scherbakov, N. et al. (2021). Hand grip strength and fatigability: Correlation with clinical parameters and diagnostic suitability in ME/CFS. *Journal of Translational Medicine, 19*(1), 159. https://doi.org/10.1186/s12967-021-02774-w

Jason, L.A. & Mirin, A.A. (2021). Updating the National Academy of Medicine ME/CFS prevalence and economic impact figures to account for population growth and inflation. *Fatigue: Biomedicine, Health & Behavior, 9*(1), 9–13. https://doi.org/10.1080/21641846.2021.1878716

Johannsen, L., Geertz, W., Inhestern, L. & Bergelt, C. (2025). Patientinnen und Patienten mit minderjährigen Kindern – Die psychosoziale Versorgung von Familien mit krebskranken Eltern als interdisziplinäre Aufgabe. *Die Onkologie, 31*, 313–319. https://doi.org/10.1007/s00761-024-01653-5

Kedor, C., Freitag, H., Meyer-Arndt, L., Wittke, K., Hanitsch, L.G., Zoller, T. et al. (2022). A prospective observational study of post-COVID-19 chronic fatigue syndrome following the first pandemic wave in Germany and biomarkers associated with symptom severity. *Nature Communications, 13*, 5104. https://doi.org/10.1038/s41467-022-33784-x

Kingdon, C.C., Bowman, E.W., Curran, H., Nacul, L. & Lacerda, E.M. (2018). Functional status and well-being in people with myalgic encephalomyelitis/chronic fatigue syndrome compared with people with multiple sclerosis and healthy controls. *PharmacoEconomics Open, 2*(4), 381–392. https://doi.org/10.1007/s41669-018-0071-6

Koczulla, A.R., Ankermann, T., Behrends, U., Berlit, P., Brinkmann, F., Frank, U. et al. (2024). *S1-Leitlinien Long/Post-Covid.* Verfügbar unter: https://register.awmf.org/assets/guidelines/020-027l_S1_Long-Post-Covid_2025_08-verlaengert.pdf

Komaroff, A.L. & Bateman, L. (2021). Will COVID-19 lead to myalgic encephalomyelitis/chronic fatigue syndrome? *Frontiers in Medicine, 7*, 606824. https://doi.org/10.3389/fmed.2020.606824

Komaroff, A.L. & Lipkin, W.I. (2021). Insights from myalgic encephalomyelitis/chronic fatigue syndrome may help unravel the pathogenesis of post-acute COVID-19 syndrome. *Trends in Molecular Medicine, 27*(9), 895–906. https://doi.org/10.1016/j.molmed.2021.06.002

Komaroff, A.L., Fagioli, L.R., Doolittle, T.H., Gandek, B., Gleit, M.A., Guerriero, R.T. et al. (1996). Health Status in Patients with Chronic Fatigue Syndrome and in General Population and Disease Comparison Groups. *American Journal of Medicine, 101*(3), 281-290. https://doi.org/10.1016/S0002-9343(96)00174-X

Kühnl, D. (2022). *MElinus, Calea, Fritzi und Sammy erklären ME/CFS und Long Covid*. Hamburg: BoD.

Lacerda, E.M., Geraghty, K., Kingdon, C.C., Palla, L. & Nacul, L. (2019). A logistic regression analysis of risk factors in ME/CFS pathogenesis. *BMC Neurology, 19*(1), 275. https://doi.org/10.1186/s12883-019-1468-2

Lee, J.-S., Sato, W. & Son, C.-G. (2024). Brain-regional characteristics and neuroinflammation in ME/CFS patients from neuroimaging: A systematic review and meta-analysis. *Autoimmunity Reviews, 23*(2), 103484. https://doi.org/10.1016/j.autrev.2023.103484

Lenz, A. & Kuhn, J. (2011). Was stärkt Kinder psychisch kranker Eltern und fördert ihre Entwicklung? Überblick über die Ergebnisse der Resilienz- und Copingforschung. In S. Wiegand-Grefe, F. Mattejat & A. Lenz (Hrsg.), *Kinder mit psychisch kranken Eltern. Klinik und Forschung* (S. 269–298). Göttingen: Vandenhock & Ruprecht.

Levine, P.A. (2016). *Trauma und Gedächtnis* (3. Aufl.). München: Kösel.

Lule, D., Hacker, S., Ludolph, A., Birbaumer, N. & Kubler, A. (2008). Depression and quality of life in patients with amyotrophic lateral sclerosis. *Deutsches Ärzteblatt International, 105*(23), 397–403. https://doi.org/10.3238/arztebl.2008.0397

McCoy, K.P., George, M.R., Cummings, E.M. & Davies, P.T. (2013). Constructive and destructive marital conflict, parenting, and children's school and social adjustment. *Social Development, 22*, 641–662. https://doi.org/10.1111/sode.12015

Miglioretti, M., Mazzini, L., Oggioni, G.D., Testa, L. & Monaco, F. (2008). Illness perceptions, mood and health-related quality of life in patients with amyotrophic lateral sclerosis. *Journal of Psychosomatic Research, 65*(6), 603–609. https://doi.org/10.1016/j.jpsychores.2008.05.012

Myers, D.G. & DeWall, C.N. (2023). *Psychologie* (4., vollständig überarbeitete Aufl.). Berlin: Springer. https://doi.org/10.1007/978-3-662-66765-1

Nacul, L., Authier, F.J., Scheibenbogen, C., Lorusso, L., Helland, I.B., Martin, J.A. et al. (2021). European Network on myalgic encephalomyelitis/chronic fatigue syndrome (EUROMENE): Expert consensus on the diagnosis, service provision, and care of people with ME/CFS in Europe. *Medicina, 57*(5), 510. https://doi.org/10.3390/medicina57050510

Nacul, L., O'Boyle, S., Palla, L., Nacul, F.E., Mudie, K., Kingdon, C.C. et al. (2020). How myalgic encephalomyelitis/chronic fatigue syndrome (ME/CFS) progresses: The natural history of ME/CFS. *Frontiers in Neurology, 11*, 826. https://doi.org/10.3389/fneur.2020.00826

Nacul, L.C., Lacerda, E.M., Campion, P., Pheby, D., Drachler, M.L., Leite, J.C. et al. (2011). The functional status and well being of people with myalgic encephalomyelitis/chronic fatigue syndrome and their carers. *BMC Public Health, 11,* 402. https://doi.org/10.1186/1471-2458-11-402

National Institute for Health and Care Excellence (NICE). (2021). *Myalgic encephalomyelitis (or encephalopathy)/chronic fatigue syndrome: Diagnosis and management.* Verfügbar unter: https://www.nice.org.uk/guidance/ng206/resources/myalgic-encephalomyelitis-or-encephalopathychronic-fatigue-syndrome-diagnosis-and-management-pdf-66143718094021

Nationales Zentrum Frühe Hilfen. (2025a). *Was sind Frühe Hilfen?* Verfügbar unter: https://www.fruehehilfen.de/grundlagen-und-fachthemen/grundlagen-der-fruehen-hilfen/was-sind-fruehe-hilfen/

Nationales Zentrum Frühe Hilfen. (2025b). *Suche Frühe Hilfen in Ihrer Nähe.* Verfügbar unter: https://www.elternsein.info/fruehe-hilfen/suche-fruehe-hilfen

Oja, C., Edbom, T., Nager, A., Mansson, J. & Ekblad, S. (2019). Making life for both themselves and their parents alone – How children aged 11–16 view themselves in relation to their chronically ill parents in a primary health care setting. *International Journal of Adolescent Youth, 24*(4), 408–413. https://doi.org/10.1080/02673843.2018.1548360

Pendergrast, T., Brown, A., Sunnquist, M., Jantke, R., Newton, J.L., Bolle Strand, E. et al. (2016). Housebound versus nonhousebound patients with myalgic encephalomyelitis and chronic fatigue syndrome. *Chronic Illness, 12*(4), 292–307. https://doi.org/10.1177/1742395316644770

Peter, R.S., Nieters, A., Kräusslich, H.G., Brockmann, S.O., Göpel, S., Kindle, G. et al. (2022). Post-acute sequelae of COVID-19 six to 12 months after infection: Population based study. *British Medical Journal, 379*, e071050. https://doi.org/10.1136/bmj-2022-071050

Pheby, D.F.H., Araja, D., Berkis, U., Brenna, E., Cullinan, J., de Korwin, J.D. et al. (2020). A literature review of GP knowledge and understanding of ME/CFS: A report from the socioeconomic working group of the European Network on ME/CFS (EUROMENE). *Medicina, 57*(1), 7. https://doi.org/10.3390/medicina57010007

Piaget, J. (1930). *The child's conception of physical causality*. London: Routledge & Kegan Paul.

Preßler, H., Machule, M.L., Ufer, F., Bünger, I., Yuanting, L., Buchholz, E. et al. (2024). IA-PACS-CFS: A double-blinded, randomized, sham-controlled, exploratory trial of immunoadsorption in patients with chronic fatigue syndrome (CFS) including patients with post-acute COVID-19 CFS (PACS-CFS). *Trials, 25,* 172. https://doi.org/10.1186/s13063-024-07982-5

Prior, M. (2025). *MiniMax-Interventionen – 15 minimale Interventionen mit maximaler Wirkung* (20. Aufl.). Heidelberg: Carl Auer.

Reddemann, L. (2001). *Imagination als heilsame Kraft*. Stuttgart: Klett-Cotta.

Renz-Polster, H. & Scheibenbogen, C. (2022). Post-COVID-Syndrom mit Fatigue und Belastungsintoleranz: Myalgische Enzephalomyelitis bzw. Chronisches Fatigue-Syndrom. *Die Innere Medizin, 63,* 830–839. https://doi.org/10.1007/s00108-022-01369-x

Ritschel, A. & Hanisch, C. (2024). *Liste angenehmer Aktivitäten im Bett oder in der Wohnung für chronische Erkrankungen mit Belastungsintoleranz.* Verfügbar unter: https://kijuhochschulambulanz.uni-koeln.de/wp-content/uploads/2024/04/Liste-angenehmer-Aktivitaeten-im-Bett-und-zuhause.pdf [Zugriff am 01.12.2025]

Rogers, C.R. (1991). *Die klientenzentrierte Gesprächspsychotherapie. Client-Centered Therapy.* Frankfurt am Main: Fischer.

Röhner, J. & Schütz, A. (2020). *Psychologie der Kommunikation.* Wiesbaden: Springer. https://doi.org/10.1007/978-3-662-61338-2

Rollett, B. (2008). Die Rolle der Familie bei schicksalhaften Krankheiten: Krise und Coping. *Imago Hominis, 15*(3), 203–215.

Romer, G. & Haagen, M. (2007). Kinder körperlich kranker Eltern. In M. Cierpka, A. Riehl-Emde, M. Schmidt & K.A. Schneewind (Hrsg.), *Praxis der Paar- und Familientherapie* (Bd. 5). Göttingen: Hogrefe.

Rosenberg, M.B. (2016). *Gewaltfreie Kommunikation. Eine Sprache des Lebens.* Paderborn: Junfermann.

Rowe, P.C., Underhill, R.A., Friedman, K.J., Gurwitt, A., Medow, M.S., Schwartz, M.S. et al. (2017). Myalgic encephalomyelitis/chronic fatigue syndrome diagnosis and management in young people: A primer. *Frontiers in Pediatriatrics, 5,* 121. https://doi.org/10.3389/fped.2017.00121

Rutherford, G., Manning, P. & Newton, J.L. (2016). Understanding muscle dysfunction in chronic fatigue syndrome. *Journal of Aging Research,* 2497348. https://doi.org/10.1155/2016/2497348

Scheibenbogen, C. (2025). *ME/CFS: „Meine Hoffnung ist groß, dass wir bald wirksame Therapien haben“.* ZEIT Online, 30.11.2025. Verfügbar unter: https://www.zeit.de/gesundheit/2025-11/therapien-medikamente-me-cfs [Zugriff am 03.12.2025]

Scheibenbogen, C., Bellmann-Strobl, J., Reißhauer, A., Maier, A., Veauthier, C., Schmidt, D. et al. (2023). Myalgische Enzephalomyelitis/Chronisches Fatigue-Syndrom: Interdisziplinär versorgen. *Deutsches Ärzteblatt, 120*(20), A 908/B 780.

Scheibenbogen, C., Renz-Polster, H., Hohberger, B., Behrends, U., Schieffer, E. & Schieffer, B. (2023). Post COVID und Post-Vakzin-Syndrom – Die Pandemie nach der Pandemie. *Deutsches Ärzteblatt, 120*(13), A566.

Semmler, A., Mundorf, A.K., Küchler, A.S., Schulze-Bosse, K., Heidecke, H., Schulze-Forster, K. et al. (2023). Chronic fatigue and dysautonomia following COVID-19 vaccination is distinguished from normal vaccination response by altered blood markers. *Vaccines, 11*(11), 1642. https://doi.org/10.3390/vaccines11111642

Seton, K.A., Espejo-Oltra, J.A., Gimenez-Orenga, K., Haagmans, R., Ramadan, D.J. & Mehlsen, J. on behalf of the European ME Research Group for Early Career Researchers (Young EMERG). (2024). Advancing research and treatment: An overview of clinical trials in myalgic encephalomyelitis/chronic fatigue syndrome (ME/CFS) and future perspectives. *Journal of Clinical Medicine, 13,* 325. https://doi.org/10.3390/jcm13020325

Simon, P. (2023). *Post-Covid: Neue sportmedizinische Erkenntnisse. Interview mit Prof. Dr. Dr. Simon Teil 2* (geführt von Dr. Weiss). Verfügbar unter: https://www.youtube.com/watch?v=aro0lZD0nH4 [Zugriff am 28.06.2024]

Skiba, E.V., Drewitz, K.P., Panchyrz, I., Deckert, S., Apfelbacher, C. & Piontek, K. (2024). Nachsorgeambulanzen für Patient*innen mit Post-COVID: eine Befragung zur Bestandsaufnahme und Charakterisierung von Versorgungsaspekten. *Deutsche Medizinische Wochenschrift, 149*(9), e48-e57. https://doi.org/10.1055/a-2255-9252

Sukocheva, O.A., Maksoud, R., Beeraka, N.M., Madhunapantula, S.R.V., Sinelnikov, M., Nikolenko, V.N. et al. (2022). Analysis of post COVID-19 condition and its overlap with myalgic encephalomyelitis/chronic fatigue syndrome. *Journal of Advanced Research, 40,* 179–196. https://doi.org/10.1016/j.jare.2021.11.013

Thompson, E.J., Williams, D.M., Walker, A.J., Mitchell, R.E., Niedzwiedz, C.L., Yang, T.C. et al. (2022). Long COVID burden and risk factors in 10 UK longitudinal studies and electronic health records. *Nature Communications, 13*(1), 3528. https://doi.org/10.1038/s41467-022-30836-0

Tomas, C. & Newton, J. (2018). Metabolic abnormalities in chronic fatigue syndrome/myalgic encephalomyelitis: A mini-review. *Biochemical Society Transactions, 46*(3), 547–553. https://doi.org/10.1042/BST20170503

Tomaskovic, A., Weber, V., Ochmann, D.T., Neuberger, E.W.I., Lachtermannn, E., Brahmer, A. et al. (2025). Multimodal web-based telerehabilitation for patients with post-COVID-19 condition: Protocol for a randomized controlled trial. *JMIR Research Protocols, 14*, e65044. https://doi.org/10.2196/65044

Trougakos, I.P., Terpos, E., Alexopoulos, H., Politou, M., Paraskevis, D., Scorilas, A. et al. (2022). Adverse effects of COVID-19 mRNA vaccines: The spike hypothesis. *Trends in Molecular Medicine, 28*(7), 542–554. https://doi.org/10.1016/j.molmed.2022.04.007

Unger, E.R., Jin-Mann, J.M.S., Tian, H., Natelson, B.H., Lange, G., Vu, D. et al. (2017). Multi-site clinical assessment of myalgic encephalomyelitis/chronic fatigue syndrome (MCAM): Design and implementation of a prospective/retrospective rolling cohort study. *American Journal of Epidemiology, 185*(8), 617–626. https://doi.org/10.1093/aje/kwx029

van Campen, L., Verheugt, F.W.A., Rowe, P.C. & Visser, F.C. (2020). Cerebral Blood flow is reduced in ME/CFS during head-up tilt testing even in the absence of hypotension or tachycardia: A quantitative, controlled study using doppler echography. *Clinical Neurophysiology, 5,* 50–58. https://doi.org/10.1016/j.cnp.2020.01.003

Van Elzakker, M.B., Brumfield, S.A. & Mejia, P.S.L. (2019). Neuroinflammation and cytokines in myalgic encephalomyelitis/chronic fatigue syndrome (ME/CFS): A critical review of research methods. *Frontiers in Neurology, 9,* 1033. https://doi.org/10.3389/fneur.2018.01033

von Schlippe, A. (2014). Das Auftragskarussell – Ein Instrument der Klärung eigener Erwartungshaltungen. In T. Levold & M. Wirsching (Hrsg.), *Systemische Therapie und Beratung – Das große Lehrbuch* (S. 223–227). Heidelberg: Carl Auer.

Werner, E.E. & Smith, R.S. (1979). A report from the Kauai longitudinal study. *An Epidemiologic Perspective on Some Antecedents and Consequences of Childhood Mental Health Problems and Learning Disabilities, 18*(2), 292–306. https://doi.org/10.1016/S0002-7138(09)61044-X

Winnicott, D. (1953). Transitional objects and transitional phenomena. *International Journal of Psychoanalysis, 34,* 89–97.

Wirth, K.J., Scheibenbogen, C. & Paul, F. (2021). An attempt to explain the neurological symptoms of myalgic encephalomyelitis/chronic fatigue syndrome. *Journal of Translational Medicine, 19,* 471–479. https://doi.org/10.1186/s12967-021-03143-3

Younger, J. (2025). 067 – *New results: The ME/CFS brain is inflamed*. Verfügbar unter: https://www.youtube.com/watch?v=wuzmYJxM-r0 [Zugriff am 03.12.2025]

Zemp, M. & Martensen, B. (2020). Gute Partnerschaft gleich gutes Erziehungsteam? Der Zusammenhang zwischen Partnerschaftsqualität und Coparenting in verschiedenen Familienformen. *Kindheit und Entwicklung, 29*(1), 5–20. https://doi.org/10.1026/0942-5403/a000296

Anhang

Seite 1/2

Aktivitätsprotokoll

Datum: ______________________ Puls am Morgen: ____________

So war mein Schlaf: 0 ——————————— 10 Schlafdauer: ______ Std.

Wie ist mein Energielevel heute Morgen?

Heutige Besonderheiten (Periode, Infekt, Hitze, Kälte):

- ______________________________
  ____
- ______________________________
  ____

Heutige Tätigkeiten

- Kognitiv (Medien, lesen etc.):
  ____
  ____
- Körperlich (Schritte, Körperpflege, Haushalt etc.):
  ____
  ____
- Emotional (besondere emotionale Ereignisse):
  ____
  ____

Seite 2/2

Aktivitätsprotokoll

Meine aktiven Erholungen:

- ______________________________
- ______________________________

Symptome im Tagesverlauf

______________________ 0 ———— 10

______________________ 0 ———— 10

______________________ 0 ———— 10

______________________ 0 ———— 10

______________________ 0 ———— 10

Wie ist mein Energielevel heute Abend?

Auswertung des Aktivitätsprotokolls

An welchen Tagen waren Symptome verstärkt vorhanden? Sind Zusammenhänge erkennbar (z.B. anhand von Aktivitäten oder äußeren Einflüssen)?

Gibt es zeitverzögert auftretende Symptome? Kann man hier ein Muster erkennen?

An welchen Tagen hat mein Energiemanagement gut geklappt? Was hat mir dabei geholfen?

Folgende Pacing-Strategien bzw. aktive Erholungsstrategien möchte ich in Zukunft verstärkt nutzen:

Seite 1/2

Pacing-Tagebuch

Datum: ______________________________

So fühle ich mich heute Morgen:

Wie ist mein Energielevel heute Morgen?

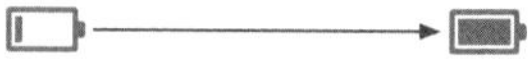

Wie ist mein Energielevel heute Abend?

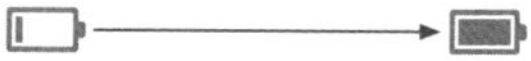

Darauf freue ich mich heute:

____

____

Meine Termine heute + Priorität (Ampelsystem):

______________________________ 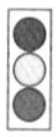

______________________________ 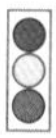

______________________________ 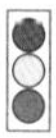

Diese Aufgaben kann ich verschieben oder delegieren:

	verschieben	delegieren
______________________________	☐	☐
______________________________	☐	☐
______________________________	☐	☐

Seite 2/2

Pacing-Tagebuch

Diese Symptome habe ich heute bemerkt:

- ______________________________
  ____
- ______________________________
  ____

Meine aktiven Erholungen:

- ______________________________
  ____
- ______________________________
  ____

Dafür bin ich heute dankbar:

____

____

____

____

Piktogramme für Tagesplan[1]

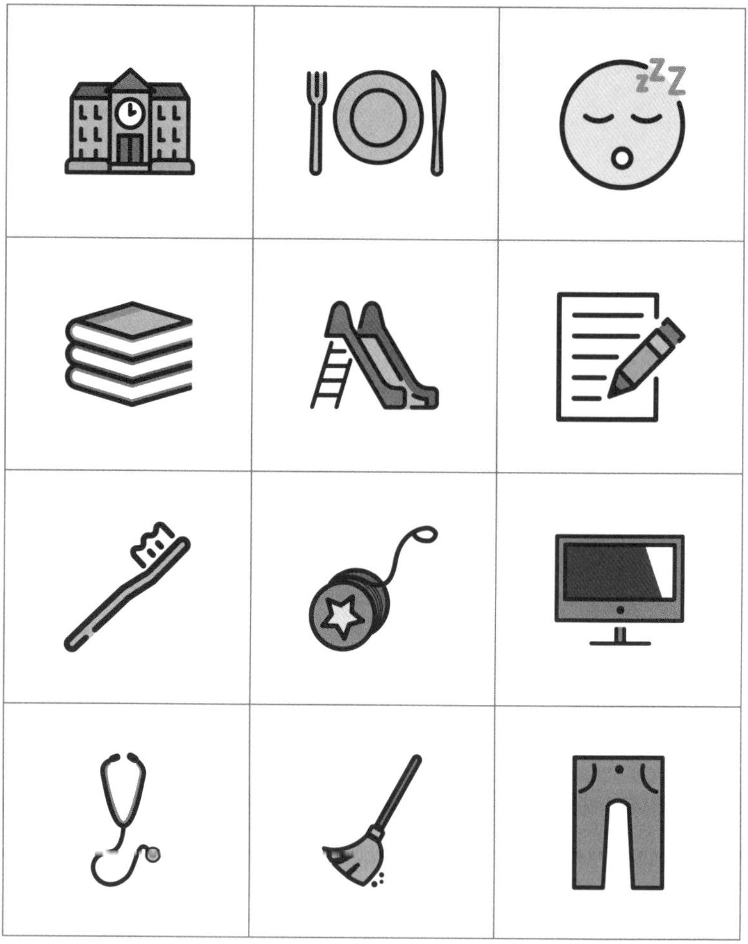

1 Piktogramme aus OpenMoji: Abdruck erfolgt unter der Lizenz CC BY-SA 4.0. Weitere Piktogramme für Ihren Tagesplan können Sie unter https://openmoji.org finden.

Emojis für Gefühle-Sammlung[1]

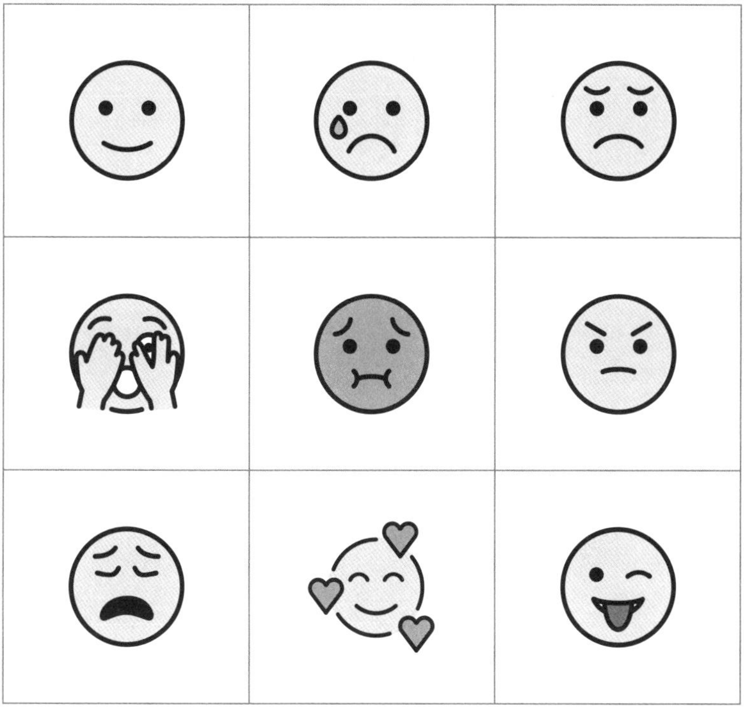

1 Emojis aus OpenMoji: Abdruck erfolgt unter der Lizenz CC BY-SA 4.0. Weitere Emojis für Ihre Gefühle-Sammlung können Sie unter https://openmoji.org finden.

Seite 1/4

Liste angenehmer Aktivitäten

(in Anlehnung an Hautzinger, 2021; Ritschel & Hanisch, 2024)

Ein wichtiger Baustein für psychische und körperliche Gesundheit sind positive Aktivitäten. Bei Krankheiten mit Belastungsintoleranz wie Post Covid, Post Vac und ME/CFS ist Pacing, also das Berücksichtigen der individuellen Belastungsgrenze, von großer Bedeutung. Dabei schränkt sich der Radius der Betroffenen häufig ein und der Tag kann ganz schön lang werden. In dieser Liste finden Sie kleine angenehme Aktivitäten, die im Bett und zu Hause gemacht werden können. Vorteile: Sorgengedanken werden unterbrochen, die Stimmung verbessert sich und der Körper bekommt eine Vorahnung von mehr Freiheit. Wählen Sie aus der Liste für Sie passende Aktivitäten aus, probieren Sie diese Aktivitäten aus und lassen Sie sich ruhig bei der Umsetzung helfen. Achten Sie dabei auf Ihre Belastungsgrenze und ruhen Sie sich vor und nach der Aktivität aus, so wie Sie es im Rahmen Ihres Pacings brauchen. Am Ende der Liste finden Sie noch Platz für Ihre persönlichen Lieblingsbeschäftigungen.

Aktivität	**Schon ausprobiert?**	**Wie angenehm?** gar nicht	mittel	sehr
Ein Hörbuch hören		☐	☐	☐
In Gedanken an einen schönen Ort reisen		☐	☐	☐
eine Atemübung machen (z. B. 4 Sekunden einatmen, 7 Sekunden ausatmen für 11 Minuten lang)		☐	☐	☐
Eine Pflanze ans Bett stellen und beim Wachsen beobachten		☐	☐	☐
Ein Lieblingslied hören		☐	☐	☐
Ein Bild malen		☐	☐	☐
Ein Rätsel lösen		☐	☐	☐
An einem Duftöl riechen, das schöne Erinnerungen bereitet		☐	☐	☐
Das Fenster öffnen und mit „Kinder-Ohren“ neugierig lauschen		☐	☐	☐
Ein Haustier oder Tiere vor dem Fenster beobachten		☐	☐	☐
Fingernägel lackieren (lassen)		☐	☐	☐
Lustig gemusterte oder kuschelige Socken anziehen		☐	☐	☐
Eine Gesichtsmaske auflegen		☐	☐	☐
In kleinen Schlucken einen warmen Tee trinken und genau auf den Geschmack achten		☐	☐	☐
Ein Puzzle machen		☐	☐	☐

Seite 2/4

Liste angenehmer Aktivitäten

(in Anlehnung an Hautzinger, 2021; Ritschel & Hanisch, 2024)

Aktivität	Schon ausprobiert?	Wie angenehm? gar nicht	mittel	sehr
Etwas sticken, häkeln oder stricken		☐	☐	☐
Einen Roman lesen		☐	☐	☐
Alte Fotos ansehen und sich wieder dorthin träumen		☐	☐	☐
Mit einem netten Menschen sprechen		☐	☐	☐
Ein Mood Board mit Zukunftsplänen basteln		☐	☐	☐
Den Balkon bepflanzen		☐	☐	☐
Sonnenstrahlen tanken		☐	☐	☐
Ein Brettspiel spielen		☐	☐	☐
Eine Geschichte schreiben		☐	☐	☐
Einen Smoothie trinken		☐	☐	☐
Ein Fußbad nehmen		☐	☐	☐
Etwas backen oder kochen		☐	☐	☐
Den eigenen Kopf massieren		☐	☐	☐
Eine kuschelige Decke über den Kopf ziehen und sich geborgen fühlen		☐	☐	☐
Schweigend neben einer lieben Person sitzen		☐	☐	☐
Aktivierendes Yoga machen		☐	☐	☐
Sich loben (für Stärke, Mut, ein großes Herz etc.)		☐	☐	☐
Eine Kerze anmachen und die Flamme beobachten		☐	☐	☐
Beim Duschen genau auf die Wasserstrahlen achten		☐	☐	☐
Entspannungsmusik hören		☐	☐	☐
Ein schickes Outfit nur für dich anziehen		☐	☐	☐
In einer Zeitschrift blättern		☐	☐	☐
Karten spielen		☐	☐	☐
Fünf Minuten etwas aufräumen und danach die Ordnung bewundern		☐	☐	☐

Seite 3/4

Liste angenehmer Aktivitäten

(in Anlehnung an Hautzinger, 2021; Ritschel & Hanisch, 2024)

Aktivität	Schon ausprobiert?	Wie angenehm? gar nicht	mittel	sehr
Eine Melodie summen		☐	☐	☐
Zu einem positiven Thema im Internet recherchieren		☐	☐	☐
Einer anderen Person helfen		☐	☐	☐
In der Wohnung picknicken		☐	☐	☐
Hände oder Füße massieren		☐	☐	☐
Yoga Nidra machen		☐	☐	☐
Punkte oder Linien mit Aquarellfarben malen		☐	☐	☐
Ein Kaminofen-Video laufen lassen		☐	☐	☐
Eine geführte Traumreise hören		☐	☐	☐
Hilfe annehmen		☐	☐	☐
Meditieren		☐	☐	☐
Ein positives Selbstgespräch führen		☐	☐	☐
Aus der Lieblingstasse trinken		☐	☐	☐
Ein Fidget-Toy benutzen		☐	☐	☐
Einen Brief schreiben		☐	☐	☐
Etwas Handwerkliches tun		☐	☐	☐
Einen ruhigen Gute-Laune-Film anschauen		☐	☐	☐
Einen Ratgeber lesen		☐	☐	☐
Den Blick durch den Raum schweifen lassen und alle roten (grünen, blauen etc.) Gegenstände wahrnehmen		☐	☐	☐
Dehnübungen machen		☐	☐	☐
Die eigenen Gedanken wie Wolken weiterziehen lassen		☐	☐	☐
Positive Zukunftspläne schmieden		☐	☐	☐
Ein angenehmes Telefonat führen		☐	☐	☐
Handcreme benutzen		☐	☐	☐

Seite 4/4

Liste angenehmer Aktivitäten

(in Anlehnung an Hautzinger, 2021; Ritschel & Hanisch, 2024)

Aktivität	Schon ausprobiert?	Wie angenehm? gar nicht	mittel	sehr
Yin Yoga oder Restorative Yoga machen		☐	☐	☐
Eine schicke Frisur machen (lassen)		☐	☐	☐
Kuscheln		☐	☐	☐
Die Hand auf den Bauch legen und den Bauch wie einen Luftballon mit dem eigenen Atem aufblasen		☐	☐	☐
Ein Kinderbuch lesen		☐	☐	☐
Eine (Sprach-)Nachricht an einen lieben Menschen schicken		☐	☐	☐
Sich an einen sicheren Ort träumen		☐	☐	☐
Ein Schaumbad nehmen		☐	☐	☐
Die Wohnung passend zur Jahreszeit dekorieren (lassen)		☐	☐	☐
Schminke benutzen		☐	☐	☐
Einen Podcast hören		☐	☐	☐
Blätter, Steine, Gräser oder Ähnliches aus der Natur mitbringen lassen und sie genau fühlen und daran riechen		☐	☐	☐
Auf dem Balkon oder im Garten einen gemütlichen Sitzplatz einrichten		☐	☐	☐
In Sichtweite vom Bett ein schönes Bild aufhängen (lassen)		☐	☐	☐
Eine Reise für die Zukunft planen		☐	☐	☐
Frisches Obst mit allen Sinnen essen		☐	☐	☐

Hinweise zu den Online-Materialien

Sie können die in diesem Buch erwähnten Materialien über unsere Internetseite abrufen und ausdrucken. Nutzen Sie dazu bitte den Link www.hgf.io/download und melden Sie sich nach den dort beschriebenen Schritten an. Wenn Sie nach der Registrierung den Code **B-WFBHPN** unter „Mein Konto → Zusatzmaterialien“ im Eingabefeld einfügen, werden Sie automatisch in den Downloadbereich weitergeleitet und können die Online-Materialien zum Buch ausdrucken bzw. herunterladen. Um die Materialien dauerhaft im direkten Zugriff zu haben, empfehlen wir Ihnen, sich die gesamten Materialien herunterzuladen und auf dem eigenen Rechner zu speichern.

Folgende Materialien stehen zum Download bereit:
- Aktivitätsprotokoll
- Auswertung des Aktivitätsprotokolls
- Pacing-Tagebuch
- Piktogramme für Tagesplan
- Emojis für Gefühle-Sammlung
- Liste angenehmer Aktivitäten